医師たちが選んだ
プラセンタ療法

The reason doctors choose placenta therapy

体にやさしいが、
しっかり効く
胎盤パワーの秘密

医療ライター
景山 司 著

日本胎盤臨床医学会 理事長
長瀬眞彦 監修

現代書林

はじめに

2010年、私は『プラセンタ医療の現場から〜実践医14人の証言〜』を上梓した。本書は、プラセンタ療法に関する第2弾になる。

当時と比較して、プラセンタ療法の認知度は格段に上がった。いまや、プラセンタ療法を知らない医師はわずかになったのではないかとさえ思える。

プラセンタ療法をおこなえるのは、医師しかいない（医師の指示により、注射は看護師もおこなえる）。その医師は当然、国家試験に合格している。

医学生時代、おそらくほとんどの方はプラセンタ療法をはじめとする現代医学以外は知らなかっただろう。知識として知っているとしても、それほど関心はなかったに違いない。

知識として知ることと、実際に患者さんと接すること——。

私は医師免許を持たないが、こうした心の機微を少しは理解できると自負している。

実際に患者さんと接すると、自分が学んだ現代医学では太刀打ちできない現実に直面する。そのとき、自分に誠実な医師、換言すれば患者さんに誠実であろうとする医師はどうするのか？

「自分は現代医学に全幅の信頼を置き、最高の医学と確信してきた。患者さんにとり、その現代医学は本当に最良・最善の医学なのだろうか……」

この疑問が湧いてきても不思議ではない。しかも、現代医学は、その歴史からＥＢＭ（Evidence Based Medicine＝科学的根拠に基づく医療）という〝硬いヨロイ〟をまとっている。

プラセンタ療法は当初、さまざまな誤解や風評被害もあった。いわく、エビデンスがない、民間療法的な療法、感染症のリスクがある……。

しかし、「日本胎盤臨床医学会」に集う先生方の努力で、プラセンタ療法の症例が積み重ねられた。製薬関連研究者の地道な努力により、エビデンスも着々と蓄積されている。プラセンタ療法の真の姿が明らかになるにつれ、その声は次第に弱くなっている。

医師として、患者さんに最善・最良の治療を提供したい――。

患者さんに誠実でありたいと思う医師は、こう願っているはずだ。プラセンタ療法を選択し、実際におこなっている医師は、そうした医師たちだ。今回の取材を通じ、そのことは実感として痛切に感じ取ることができた。

一方、現代医学ではなかなか症状が改善しない患者さん、サジを投げられた患者さんも少なくない。そうした患者さんに、プラセンタ療法は手を差し伸べる。

プラセンタ療法は、誠実な医師と、症状・病気の改善を願う患者さんの接点になる――。

取材を重ねるにつれ、私のなかでこの思いが強くなった。取材を終えるとき、それは確信に変わっていた。

本書は、「患者さんに最善・最良の医療を提供したい」と願っている多くの医師に読んでいただきたい。また、従来の治療では満足できる結果を得られなかった患者さん、希望を失いかけている患者さんにも読んでいただきたい。まだ、道は残されている。

本書では、プラセンタ療法をおこなっている13名の医師を紹介した。当然だが、プラセンタ療法をおこなっている医師ははるかに多い。いつの日か、プラセンタ療法をおこなうより多くの医師を紹介できる機会を得たいと思う。

最後になったが、多忙ななかを取材に応じていただいた「日本胎盤臨床医学会」の理事長・長瀬眞彦先生（吉祥寺中医クリニック院長）と、各先生方にお礼を申し上げたい。また、いろいろとお骨折りをいただいた新田まゆみ事務局長にもお礼を申し上げる。

著者

2017年5月

目次

第1部　プラセンタ療法は、安全にオールラウンドに効果を発揮する

～長瀬眞彦日本胎盤臨床医学会理事長に聞く～

第2部 さまざまな症状へのプラセンタ療法の効果

【B型肝炎、C型肝炎、肝硬変、肝がん、アンチエイジングなど】
プラセンタ療法で数々の効果を実証、亡妻の〝弔い合戦〟としてがんに挑む
天願 勇先生（統合医療センター・クリニックぎのわん院長／沖縄県宜野湾市） 30

【肝機能障害、アトピー性皮膚炎、湿疹、うつ状態、脊柱管狭さく症、掌蹠膿疱症など】
SMI（簡略更年期指数）を用い、プラセンタの更年期障害への効果を臨床評価する
増永荘平先生（ますなが医院院長／埼玉県富士見市） 42

【うつ、統合失調症、混合性不安抑うつ症、全般性不安障害、更年期障害など】
プラセンタのさまざまな作用は、心のベクトルを〝改善〟の方向に向けてくれる
上田容子先生（神楽坂ストレスクリニック院長／東京都新宿区） 54

【うつ症状、うつ病、ストレス障害、アトピー性皮膚炎、チェーンソーによる外傷など】
稗田圭一郎先生（鶴巻メンタルクリニック院長／神奈川県秦野市） 66
独自のサプリメントも監修。サプリ単独でも、メンタル面をはじめ効果を上げる

【メニエール病、耳鳴り、難聴、めまい、不眠、疲労感、ふらつきなど】
北西　剛先生（きたにし耳鼻咽喉科院長／大阪府守口市） 78
プラセンタ療法を先陣に、ＨＢＭ（幸福感・満足感に基づく医療）を提供する

【更年期障害、生理痛、生理不順、ＰＭＳ、アンチエイジングなど】
北野原正高先生（きたのはら女性クリニック院長／仙台市青葉区） 90
美容・健康への意識が高い方が、安全で効果の高いプラセンタ療法を求める

【シミ、シワ、美白、アトピー性皮膚炎、掌蹠膿疱症、乾燥肌、冷え性など】
渡邊千春先生（千春皮フ科クリニック院長／さいたま市浦和区） 102
プラセンタ注射の単独治療の他、美肌治療との組み合わせによる効果も追求する

【肝斑、色素斑、アンチエイジング、慢性疲労、更年期障害、アトピー性皮膚など】
現代医学では治療が難しい肝斑で、プラセンタ注射は絶大な効果を発揮した
上野正樹先生（上野医院院長／長野県長野市） 114

第3部 普通の注射以外にも、効果が確かなプラセンタ療法

【ツボ注射】
整形外科・婦人科の領域で、プラセンタのツボ注射は大きな効果を発揮する
長瀬眞彦先生（吉祥寺中医クリニック院長／東京都武蔵野市） 128

【ツボ注射】
エネルギー的要素も考えられ、〝命の循環〟のなかで効果はあって当たり前
西谷雅史先生（響きの杜クリニック院長／札幌市中央区） 140

【ツボ注射】
治療でも健康と長寿を実現する「予測・予防医療」でも、プラセンタ療法は期待度が高い
藤　純一郎先生（東京トータルライフクリニック内科医長／東京都台東区）　152

【トリガーポイント注射】
画像は痛みの本体を示さない。手術前に、トリガーポイント注射を試す価値はある
清水泰雄先生（清水整形外科醫院院長／東京都世田谷区）　164

【組織療法】
自家製剤によるプラセンタ組織療法を、延べ約15万人に提供する
原　靖先生（原クリニック院長／福岡県田川市）　176

プラセンタのよく効く病気一覧　189

一般財団法人　日本胎盤臨床医学会について　190

Placenta
therapy

第 1 部

プラセンタ療法は、安全にオールラウンドに効果を発揮する

～長瀬眞彦日本胎盤臨床医学会理事長に聞く～

東西医学の出会い――。ここにプラセンタ療法の魅力がある

水面に小石を投じると、小さな波紋が広がる。もう少し大きな石を投じると、より大きな波紋が生じる……。

日本のプラセンタ療法は、ちょうど同じことがいえる。最初は小さな波紋だったかもしれないが、徐々に波紋が広がった。導入する医師も増え、それにつれて診療科目も多岐にわたるようになった。

プラセンタとは、英語で「胎盤」のこと。プラセンタ療法とは、胎盤から抽出されたプラセンタエキスの製品（注射薬、一般医薬品＝内服薬、サプリメントなど）、それに医師が胎盤から自家製剤化した胎盤製剤を活用する医療（組織療法）のことになる。

正しいプラセンタ療法の普及を目ざし、日本の医療界に石を投じ続けたのが「日本胎盤臨床医学会」だ。第1部では、理事長の長瀬眞彦先生の話を紹介する。

「英語のプラセンタは、もともとラテン語では『ケーキ』を意味しています。ヒトの胎盤は円盤状で、平たいホットケーキに似ていますが、そこが語源になったといわれています」

長瀬先生は同医学会の理事長を務めながら、吉祥寺中医クリニックの院長でもある。クリニック名に冠されている「中医」は、「中国の伝統医学」を意味する。しかし、先生も順天堂大学医学部で西洋医学を学び、ＪＲ東京総合病院内科にも勤務している。

その先生がプラセンタ療法と出会ったのは、２００１年頃のこと。当時勤務していた東京八丁堀にある鉄砲洲診療所だった。

「それまで私は、西洋医学、東洋医学ともに臨床研修を終えていました。鉄砲洲診療所は東洋医学と西洋医学を併用できる診療所で、そこに魅力を感じて勤め始めたのです」

実はそのとき、その診療所を紹介してくれた医師から、ある忠告を受けている。

「プラセンタ療法というよく分からないものをやっているから、それには手を出さないほうがいいよ」

そんな忠告にもかかわらず、先生はプラセンタ療法の効果を目の当たりにする。

現代医学（西洋医学）には、治療が困難ないろいろな症状や病気がある。日々の治療のなかで、プラセンタ療法がそうした症状・病気に有効であることに気づく。以後、プラセンタ療法を実践するようになる。

プラセンタ療法は、西洋医学と東洋医学の出会い――。

長瀬先生は、プラセンタ療法をこう表現する。

「漢方薬にも、『紫河車』という胎盤をそのまま素材にしたものがあります。プラセンタ療法は、胎盤から抽出したエキスを注射製剤化したもの、内服薬化したもの、サプリメントにしたものを用います。こうした手法は、西洋医学的なものです」

だから、先生は、「プラセンタ療法は西洋医学と東洋医学の出会い」といっている。そして、プラセンタ療法の魅力も、ここにあると考えている。

「プラセンタ療法は、非常にきちんとした医療です。美容のイメージが強くあるように思いますが、症状や病気の治療にもっと光を当てたいと考えています」

美容以外の症状や病気の治療に活用する――。

そのためには、プラセンタ療法の効果が検証される必要がある。次に、その作用と効果について説明を聞いた。

プラセンタ療法の効果は幅広く、全身・全科・全年齢にわたる

プラセンタ療法では、プラセンタ注射薬が中心になる。プラセンタ注射の薬理作用につ

いて、これまでにいろいろな作用が報告されている。

①自律神経調整作用（自律神経のバランスを整える）
②内分泌調整作用（ホルモンを調整する）
③免疫活性化作用・免疫調整作用（免疫力を強化するほか、その働きを正常に保つ）
④基礎代謝向上作用（基礎代謝を活発にし、細胞や臓器などの働きを高める）
⑤抗炎症作用（炎症を抑える）
⑥強肝・解毒作用（肝臓の働きを強化し、解毒作用などを高める）
⑦抗酸化作用（活性酸素を無害化する）
⑧抗疲労作用（疲れにくくなる）
⑨血行を促進する作用（血液の流れを良くする）

「胎盤は、胎児を成長させるために必要な多彩な栄養素を含んでいます。さまざまな臓器をつくるためにも、いろいろな作用を持っています。そのことからすれば、多彩な薬理作用を持っていることも納得できます」

これらの薬理作用から、プラセンタ療法（とくに注射）のさまざまな効果が生まれる。先生も、自身の臨床からさまざまな効果を体験している。

●アレルギーの病気……アトピー性皮膚炎、気管支喘息、花粉症など
●婦人科系の病気……更年期障害、乳汁分泌不全、生理痛など
●自己免疫の病気……リウマチなど
●肝臓の病気……肝炎、肝硬変など
●精神・神経の病気……うつ病、自律神経失調症、不眠症など
●整形外科系の病気……脊柱管狭さく症、ヘルニア、肩こり、腰痛、膝痛など
●がん治療によるQOL（生活の質）の低下
●皮膚のトラブル……肌荒れ、乾燥肌など

日本胎盤臨床医学会では内科、整形外科、婦人科、皮膚科、精神科・神経科、泌尿器科、耳鼻咽喉科、眼科、歯科などから臨床効果が報告されている。

全身・全科・全年齢——。

その効果の幅広さから、プラセンタ療法はこういわれている。

知りたいのは、「どこから、こうした幅広い効果が生まれるのか？」だ。

「私たちは、臨床的にプラセンタエキスの有効性は確信していますが、『なぜ効くのか？』と聞かれて明確に答えられません。

未解明の物質も含めると、胎盤には数千種類もの物質が含まれているといわれています。プラセンタエキスの成分でハッキリしているのは、アミノ酸類だけです。

特定の有効成分ではなく、さまざまな成分の複合的な組み合わせにより、プラセンタエキスは私たちの全身に働きかけると考えられます。その意味では、プラセンタエキスは現時点では科学的な解明に向かない素材かもしれません。だからこそ、化学的に合成された医薬品では得られない効果を発揮すると考えています」

その効果のメカニズムはまだ分かっていないが、長寿高齢化が進む日本ではますますその重要性が増している。

「高齢化が進むなか、健康寿命を長くすることもテーマになります。ライフサイクルのとらえ方として、健康寿命と平均寿命で見る見方があります。健康寿命とはＱＯＬ（生活の質）を考慮した寿命のことで、健康寿命＝平均寿命になる人生が最高の人生になります」

日本人は、男女とも世界有数の長寿国だ。

しかし、２０１０年のデータでは、健康寿命のあとに男性では約9年、女性では約13年の「健康とはいえない生存期間」が残る。欧米でもこの「健康とはいえない生存期間」があるが、日本よりはるかに短い。

「2014年の調査では、日本人の平均寿命が男女とも80歳を超えました。男性は80・50歳、女性は86・83歳です。女性は3年連続世界一で、男性も世界第3位です。

平均寿命が延びることは喜ばしいことですが、『健康ではない生存期間』がさらに長くなることが予想されます。この期間を乗り越えていくことが、いわゆるアンチエイジングになると思います。プラセンタ療法には、アンチエイジング効果が認められています。平均寿命が延びたことで、プラセンタの活躍場面も増えたといえます」

効果のメカニズムは解明されなくても、病気・症状やアンチエイジングで確実に効果が得られるのであれば、それで良いかもしれない……。

先生の話を聞きながら、そう思った。病気・症状に悩んでいる方、アンチエイジング効果を期待する方も、この気持ちは同じではないだろうか。

安全性と副作用……。プラセンタ療法に対する誤解を解く

ここ10年ほどで、プラセンタ療法は広く認知されるようになった。

しかし、プラセンタ療法に懐疑的な医師もいる。そうした医師のなかには、安全性や副

作用について誤解している医師もいる。

「安全性では、感染性とホルモンがよく取り上げられます。プラセンタ注射には、副腎皮質ホルモンなどは含まれていません」

注射薬の原材料となるヒト胎盤の提供者は、健康な日本人に限定されている。

その胎盤に、１０１℃以上・1時間以上の塩酸加熱処理がおこなわれるほか、１２１℃・1時間の高圧蒸気滅菌がおこなわれる。こうして得られたプラセンタエキスを滅菌アンプルに充填し、１２１℃で30分間の高圧蒸気滅菌をおこなう。この厳しい製造過程で血液、細菌、ウイルス、さまざまなホルモン、タンパク質などは除去されてしまう。

感染性については、昔は狂牛病（ＢＳＥ）が問題にされたことがあった。

しかし、現在のプラセンタ製品は、ＢＳＥとは無縁だ。注射薬の原材料はすべてヒトの胎盤であり、サプリメントも原材料はブタやウマの胎盤が使われているからだ。

ＢＳＥのリスクはなくなった。しかしながら、変異型クロイツフェルト・ヤコブ病（ｖＣＪＤ）のリスクが残るけれども、長瀬先生はこう語る。

「唐木英明先生のデータによると、ｖＣＪＤの発症は、多く見積もっても1億人あたり0・04人です。狂牛病対策が何もないとき、ｖＣＪＤのリスクは１００億人に４人でした。

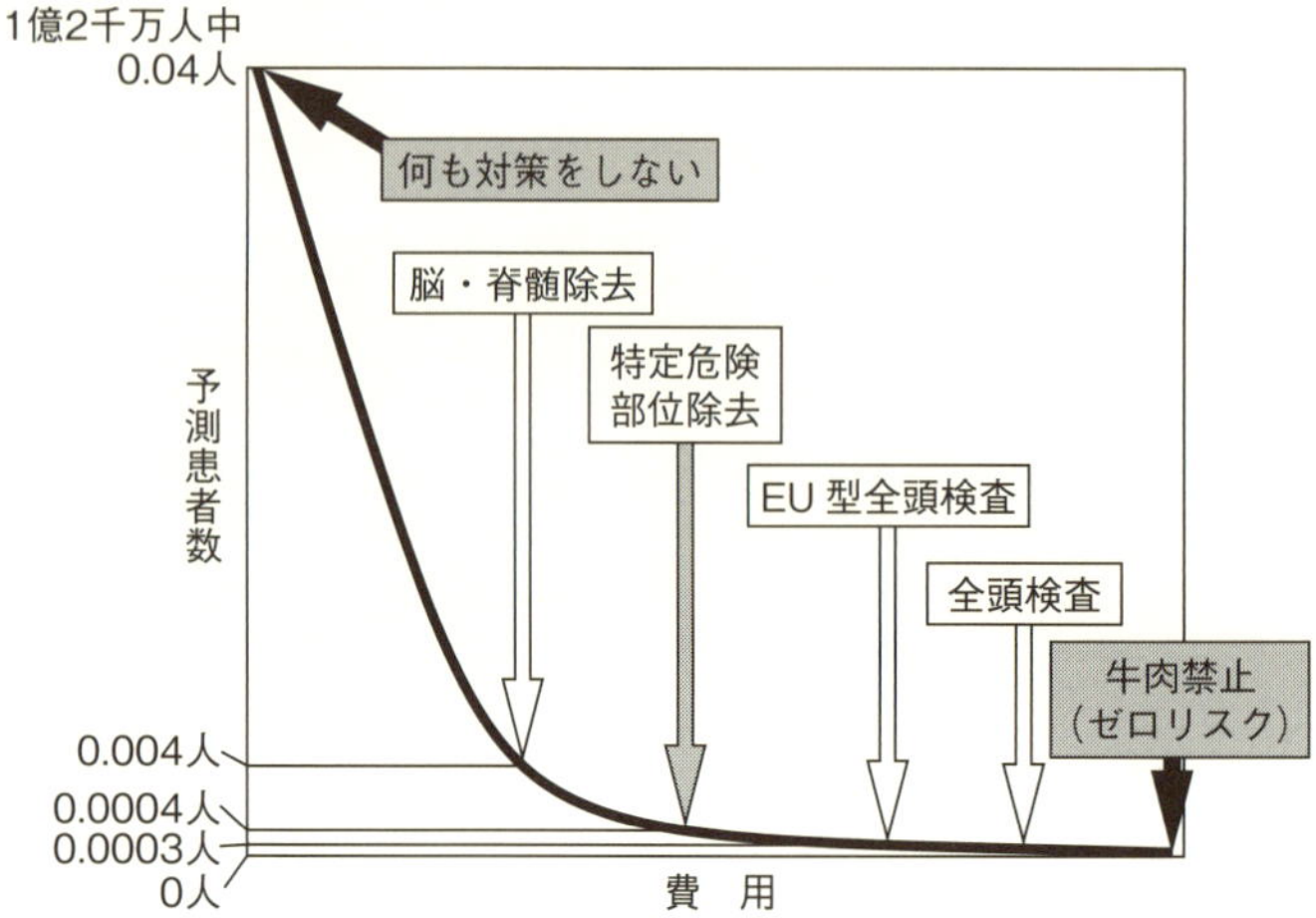

唐木先生のデータ

ウシの危険部位除去によってそのリスクは1兆人に4人、全頭検査導入後のリスクは、1兆人に3人となっています」

2015年度の日本人の総人口は、ほぼ1億2711万人と報告されている。多く見積もってもリスクが100億人に4人であれば、日本人が発症するリスクは約0・05人。他の病気にかかる確率より、はるかに低い数字になる。

実は、プラセンタ注射薬でのvCJDのリスクはもっと低い。

まず、vCJDの感染を防ぐため、胎盤提供者には海外渡航歴の問診もおこなっている。製造工程でも、vCJDのリスクは非常に少なくなる。先に製造工程を紹介したが、加水分解と高圧蒸気滅菌で、ｖＣＪＤのリスクは限りなくゼロに近づく。

では、副作用についてはどうなのか？

これまでのプラセンタ注射を受けた延べ人数は分からないが、おそらく数百万例は下らないだろう。これほど膨大な臨床例があるなか、とくに重篤な副作用は報告されていない。

「ただ、副作用はないとはいいません。たとえば、注射した部分が痛かったり、腫れたりすることがあります。こうした痛みや腫れも、1〜2日で自然に消失します」

どんな治療でも、副作用ゼロはなかなか望めない。他の療法と比較すると、プラセンタ注射の副作用は比較にならないほど少ない。

ここで紹介したように、プラセンタ注射は重篤な副作用も、安全性のリスクも低い。プラセンタ療法を希望する患者さんは、特別の問題は少ないことになる。

「あえていえば、一つあります。それは献血です。プラセンタ注射を受けると、献血ができなくなるのです。プラセンタ注射を受けている方は、ｖＣＪＤの感染予防対策として、その検査方法が見つかるまで献血制限を受けることになっているのです」

しかし、これまでプラセンタ注射によるｖＣＪＤ感染の報告は1件もない。

プラセンタ療法には、効果が確認されたいろいろな治療法がある

プラセンタ療法のメインは注射だが、その注射にもいくつかの手技がある。注射以外に、組織療法もある。ここで、効果の確認されているプラセンタ療法を紹介する。

①皮下・筋肉への注射

「現在、医薬品として認可されたプラセンタ注射薬は2種類（メルスモンとラエンネック）があります。メルスモン注射薬は1956年に更年期障害と乳汁分泌不全で、ラエンネック注射薬は1959年に肝硬変（後年、慢性肝疾患における肝機能の改善も）で、それぞれ健康保険適用の認可を受けています」

日本においては、メルスモン注射薬は皮下、ラエンネック注射薬は皮下、または筋肉注射での投与が認可されている。

静脈注射や点滴については、日本では未承認だが、後述する日本胎盤臨床医学会と学術交流のあるロシアにおいては承認されている。

日本での静脈注射や点滴は、あくまでも医師の責任において実施されていることをご理

解いただきたい。

②ツボ注射

プラセンタ注射のバリエーションとして、ツボ注射がある。

これは伝統医学で培われてきた経穴治療の方法を応用し、プラセンタ注射薬をツボ（経穴）に注射するものだ。

「ツボ注射は、疼痛を主とする整形外科的な病気にとくに有用です。気管支喘息などの内科の病気、月経困難などの婦人科の病気などにも、高い効果が見られます。通常の注射（皮下、または筋注）では改善効果の見られない難治性の病気に対し、通常の標準的治療では考えられないような効果が期待できます」

鍼灸や指圧は所定のツボに施術し、そのことで一定の効果が得られる。ツボ注射では、そのツボにプラセンタが注入される。このことで特別な効果が加わることが期待される。

③トリガーポイント注射

トリガーポイント注射も、プラセンタ注射のバリエーションになる。

「トリガーポイント（圧痛点）」は、指で身体を圧迫したとき、とくに強く痛みを感じる点のことです。トリガーポイントは西洋医学の診断でも用いられ、東洋医学では『阿是穴』

といいます」

このトリガーポイント（阿是穴）への注射が、トリガーポイント注射になる。

④組織療法（埋没療法）

プラセンタ療法のそもそものスタートが、この組織療法（埋没療法）だ。

「組織療法は、皮下に、滅菌したヒト胎盤の切片などを埋め込むことから始まっています。現在では、ヒト胎盤を固体と液体に分離したあと、再び混合して滅菌し、半固体状のもの（組織材料化したもの）を用いる組織療法に進化しています」

この療法は効能の多様性、効果の持続性などが高く評価されてきたが、現在、実施する医療機関が限定されている。胎盤の入手、自家製剤化による安全性確保、施術の習熟などの難度が高いことなどがその理由だ。

プラセンタ療法のさらなる発展に向け、日本胎盤臨床医学会は活動する

日本のプラセンタ研究、およびプラセンタ療法は、「一般財団法人・日本胎盤臨床医学会（2013年4月1日、「日本胎盤臨床研究会」から移行）」がリードしてきた。

第1部の最後に、この日本胎盤臨床医学会について触れておきたい。

同医学会の設立は、2007年1月。同年4月の第1回大会以後、大会はすでに20回（平成27年11月）を数えている。大会で報告されるさまざまな臨床例、薬理作用などについては『日本胎盤臨床医学会要覧』としてまとめられ、発行されている。

同医学会の参加者は、医師、看護師、製薬会社関係者など多岐にわたる。

医師では内科をはじめ外科、整形外科、小児科、耳鼻咽喉科、産科・婦人科、皮膚科、精神科、心療内科、歯科、美容外科、美容皮膚科など、専門領域の枠を超えて300を超える医療機関が参加している。

「西洋医学は、病気を引き起こしている原因にピンポイントで狙い撃ちします。西洋医学が対症療法といわれるゆえんですが、そうした医学に限界を感じ、プラセンタ療法に高い関心を寄せる医師が増えていると思います」

全診療科目の医師が注目している――。

他の治療法を見渡しても、こうした療法は少ない。その事実は、プラセンタ療法がいかに魅力的なものかを雄弁に物語る。

長瀬先生は、同医学会の活動を次のように説明する。

①プラセンタ療法の有効性を示す臨床データの蓄積
②個別の病気に対する専門医による治療効果の判定の蓄積
③得られたデータを各種学会で発表するとともに、論文化して公表する
④アカデミックなレベルでの基礎研究を積み重ね、プラセンタへの評価を確かなものにする
⑤国際交流に努める
⑥副作用やｖＣＪＤ問題に対する科学的なリスク評価、および実態の解明を客観的かつ冷静におこなう

「プラセンタ療法に正しい理解を持つ医療者が協力し合い、正確なデータを蓄積していく。そのことを通じてプラセンタ療法の有効性をより明確にし、プラセンタ療法のさらなる発展を期します」

その一環として、同医学会では「認定医」制度を採用している。従来も「登録医」制度はあったが、一歩進めて、認定医制度に改められたのだ。なお、医学会では「指導医」制度の発足も準備しているという。

また、国際交流も活発に展開している。

韓国の「大韓胎盤栄養医学会」、ロシアの「ロシア国立健康長寿科学アカデミー」「ロシア胎盤・組織療法医学会」などに、同医学会の代表を派遣している。また、同医学会の大会にロシアや韓国の研究者を招き、講演をおこなってもらったりしている。プラセンタ療法の有効性を示す臨床データの蓄積では、プラセンタのサプリメントにも着目する。プラセンタのサプリメント需要も増えており、プラセンタサプリメントのデータ蓄積にすでに着手している。

有効データの蓄積では、がん治療のQOLも視野に入っている。動物実験だが、プラセンタは放射線障害からの回復が報告されている。この報告は、がんの放射線治療での副作用軽減に大きな意味を持つ。

今後とも、同医学会の活動と臨床報告からは目が離せない。医学会の紹介で第1部を終え、第2部と第3部でプラセンタ療法のさまざまな効果を紹介する。

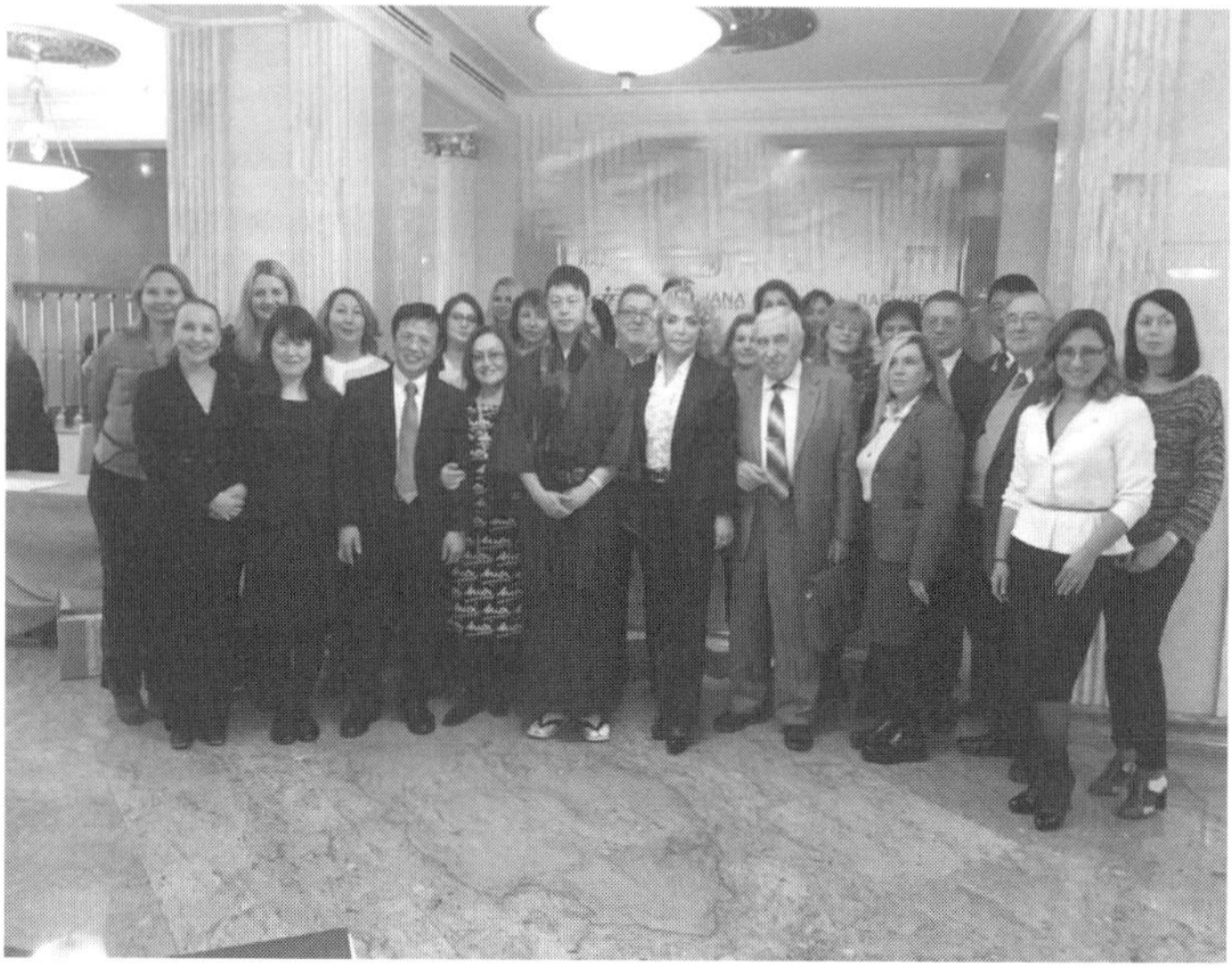

ロシア国立健康長寿科学アカデミー

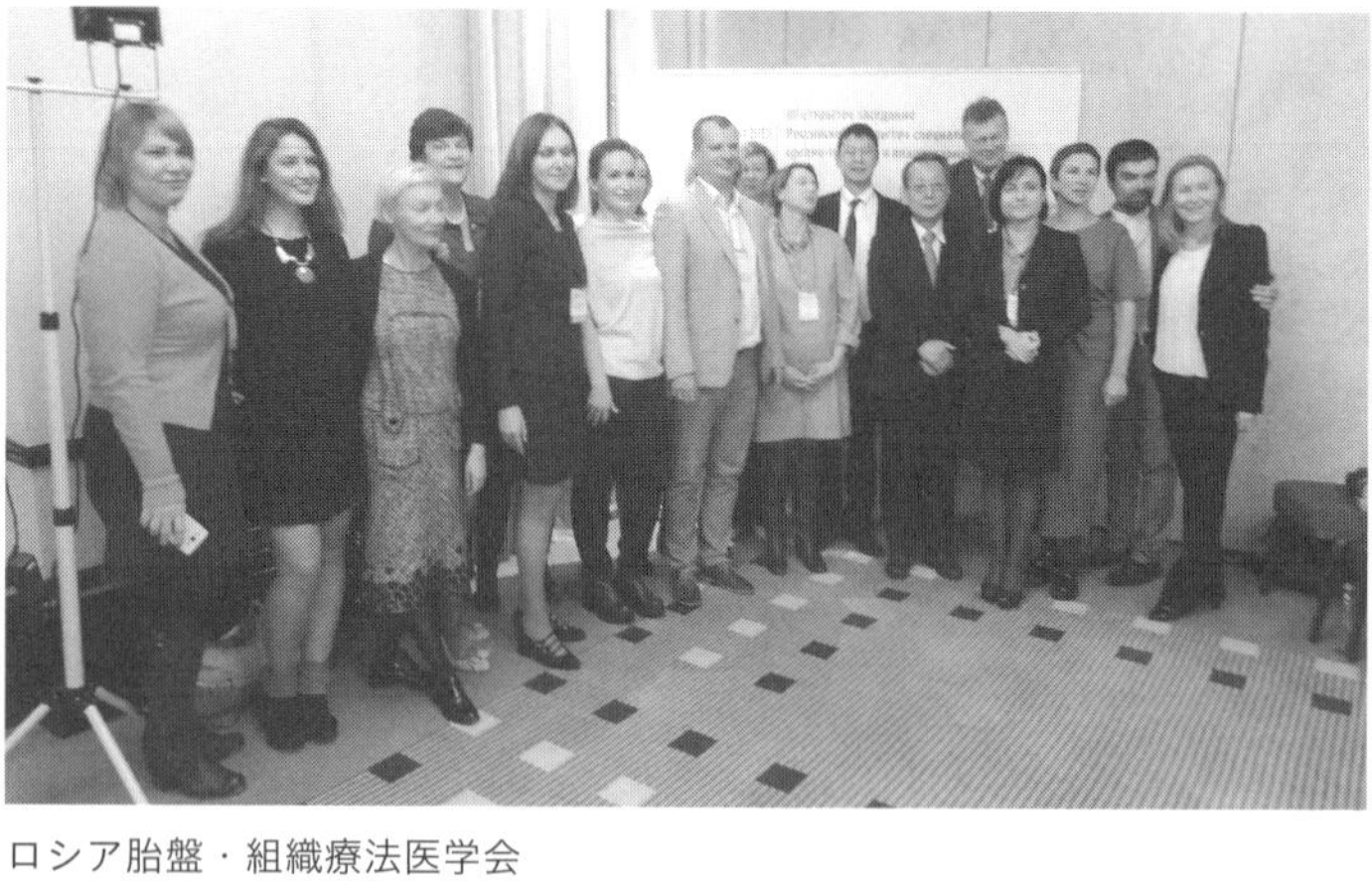

ロシア胎盤・組織療法医学会

Placenta therapy

第 2 部

さまざまな症状へのプラセンタ療法の効果

- B型肝炎
- C型肝炎
- 肝硬変
- 肝がん
- アンチエイジング

など

プラセンタ療法で数々の効果を実証、亡妻の〝弔い合戦〟としてがんに挑む

天願 勇先生（日本胎盤臨床医学会認定医）

統合医療センター・クリニックぎのわん院長／沖縄県宜野湾市

■母親をがんで失い、〝仇討ち〟のためにがん専門医を志す

「統合医療センター・クリニックぎのわん」は、沖縄県宜野湾市にある。内科、外科、整形外科、リハビリ科、心療内科が診療科目だ。

天願先生は、1972年大阪市立大学医学部卒業。1972年沖縄県立中部病院、1977年国立がんセンター中央病院。1980年国立療養所松戸病院（現・国立がんセンター東病院）外科医長。1982年千葉県亀田総合病院ICU室長。1984年埼玉医療生協羽生病院理事兼副院長。1988年沖縄ハートライフ病院創設、理事長兼病院長。2001年に「統合医療センター・クリニックぎのわん」を創立する。

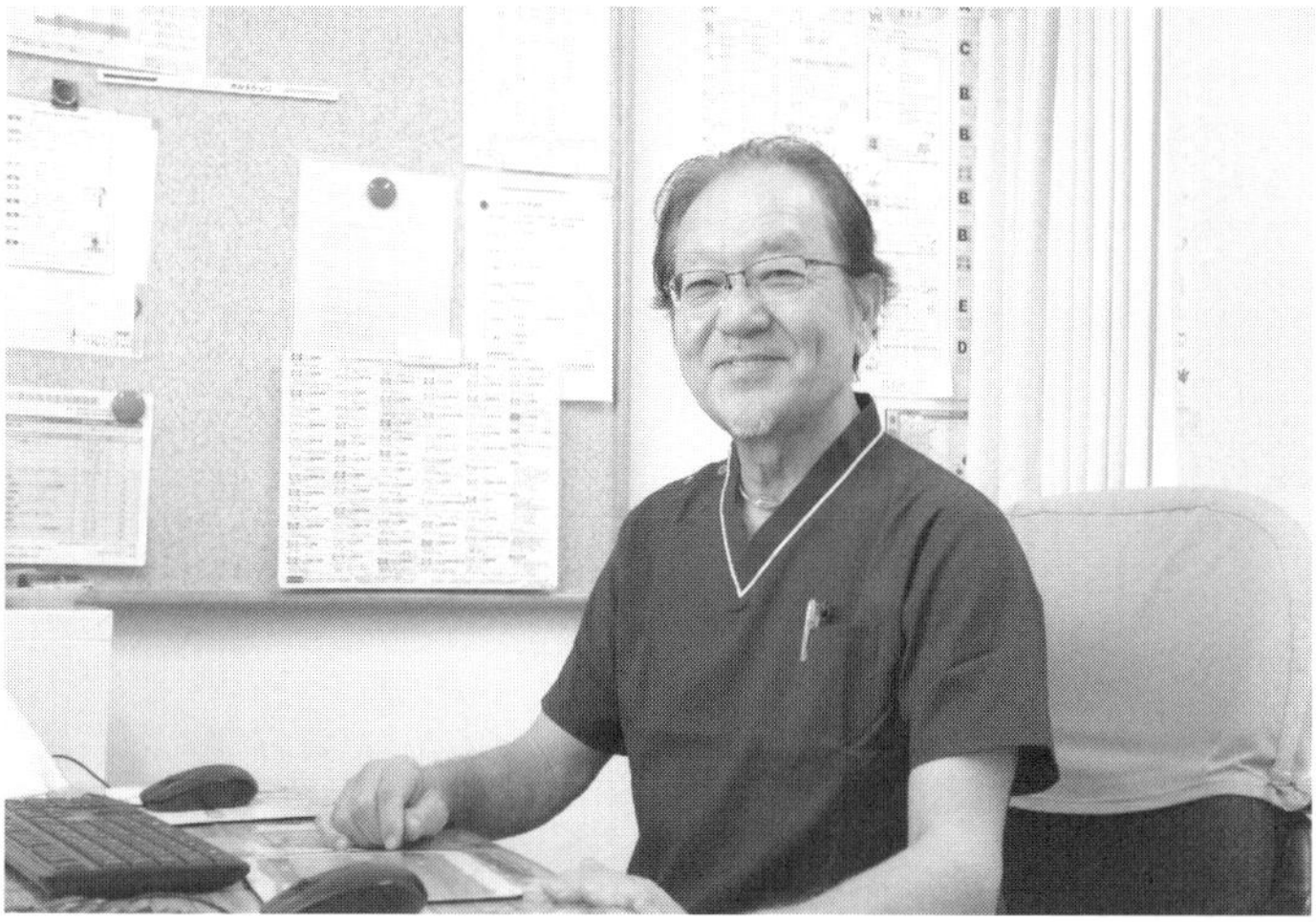

病気を治すだけでなく、病気にならない体をつくる。そのために、元気をなくさないような生き方、健康をもっと健康にする生活スタイルを指導する――。

これが同クリニックの目ざす統合医療の姿だ。その実現のために、クリニックは次のような施設から構成されている。

●統合医療のクリニック

●介護支援センター「さんだん花」

●サービス付き高齢者住宅「さんだん花ガーデン」「ハピネスさんだん花」

●在宅訪問リハビリセンター・整骨院

クリニックでは漢方、整体、アロマテラピー、メディカルダイエットなどをおこなっている。そのほか、温泉も引いて希望者は使えるようになっている。これら多くの職種があるため、医療と介護の専門スタッフは130人以上にもなる。

いま先生はメスを置いているが、経歴からも分かるように、その前はがんの専門医（外科）だった。あらゆる部位のがん手術で、25年の間メスを握ってきた。

実は、先生ががん専門医を志したのは、母親のがんがきっかけだった。

「私が小学生で11歳のとき、母は乳がんを患い、29歳の若さで他界してしまいました。『母の仇を討つ。母を殺したがんを、いつの日か絶対撲滅してやる』と、心に誓いました」

志を貫いて先生は医学部を卒業し、がんの外科専門医としての道を歩む。

■奥さんのがんから西洋医学以外の治療法を求め、プラセンタ療法と出会う

それからは、どの病院でも手術に明け暮れる日々が続く。

「現代医学は、ともすれば臓器を切除したり、放射線を浴びせるといった局所的な治療に重きが置かれます。個々の患者さんと全人的に向き合い、じっくり対話を深めながら、きめ細かく病気とつきあうことはできないだろうか……」

先生のなかに、次第に〝戦闘的な〟現代医学に対する疑問がつのっていく。

その後、沖縄の「ハートライフ病院」の理事長・院長を10年以上も兼任したあと、２００１年に「統合医療センター・クリニックぎのわん」を創立する。同クリニックは先生が本当に目ざす予防医療の場であり、奥さんの誕生日である11月23日に開院している。

このとき、元音楽家の奥さんも「介護をやりたい」と強い意欲を示し、同クリニックに介護支援施設を併設。奥さんは、介護施設長としてフルに働くようになる。

しかし、それから1年足らずの２００１年の夏、奥さんに子宮がんが発見される。ステージⅢｂで、地元の大学病院では手術不能と診断される。放射線と抗がん剤治療を受けた結果、快方に向かいかけたかに見えたが、３ヵ月ほどして再発する。

上京し、がんセンター中央病院でも診察を受ける。そこでは化学療法を勧められたが、奥さんは医師に感謝しながらも、自分で在宅治療の道を選ぶ。

「日記には、『副作用のある抗がん剤しか選択肢がないのなら、入院しない選択肢もあるのではないかしら？　髪の毛が抜けては、デイサービスのお年寄りにも会えない。最後まで元気に、やりたいように生きてみたい』と書かれていました」

告知から2年後の２００３年、奥さんは家族・職員にみとられて、穏やかに息を引き取る。このとき、医師として、身をもって副作用の心配がなく、できるだけＱＯＬ（生活の質）を落とさずにすむ治療法の重要性を教えられたという。

「がんを治すための治療なのに、日本のがん治療は、わざわざ苦しむための治療であるかのようになっています。このジレンマを解決するため、西洋医学以外の治療法を探し始めました。当時の統合医療学会代表の渥美和彦先生にも、沖縄のクリニックにきて整体やアロマテラピーを受けてもらいました」

プラセンタ療法を知ったのは、上京して日本胎盤臨床医学会（当時は、「日本胎盤臨床研究会」）に参加している医師たちに相談したときだった。

以後、先生の目ざす統合医療のなかで、プラセンタは大きな位置を占めている。

２０１１～２０１５年12月31日まで、プラセンタ注射の患者さん数を調べたことがある。そのときは９１３例だったが、現在では１５００例をはるかに超えているという。

当初、プラセンタ注射の希望者は、更年期障害に悩む女性が圧倒的だった。最近は、アンチエイジングが増加している。プラセンタを取り上げた健康雑誌を持参し、「先生のところ、プラセンタをやっている？」と、プラセンタ療法を希望して来院する。

男性患者さんも増え、アトピー性皮膚炎、肝機能障害、肝臓がん、慢性疲労、免疫力の低下など対象も多岐にわたっている。そのほとんどが、病院の治療に満足していない患者さんたちだ。

手術、あるいは統合医療の実践と方法論こそ異なるものの、天願先生はがんと向き合ってきた。統合医療の一つの武器として、プラセンタもがんと向き合う希望となっている。

がんとプラセンタの話は少しあとに譲るとして、プラセンタ注射で、先生はさまざまな領域で大きな成果を収めてきた。それらのうち、肝機能障害の改善症例を紹介したい。

症例1　B型肝炎（男性、69歳）

実は、この患者さんは天願先生自身だ。27歳のとき、先生はB型肝炎になっている。

「日本復帰直後の沖縄県立中部病院勤務時代でしたが、野戦病院のような状態でした。緊急手術に追われ、血液に触れる機会も多くB型肝炎になったと思います。黄疸が出て1ヵ月休職しましたが、当時あまり良い治療法がなく、点滴をしながら肝臓側を下にして寝ているという治療でした」

幸いそれでも症状は進行しなかったが、60歳を迎えると急に老いを感じるようになる。

そこで、プラセンタ注射（1回2アンプル／週1回）と、グリベルチンの注射を開始。

1年経過後からはプラセンタ注射を週2回とし、コンドロイチンを混合した高濃度ビタミンCの入った輸液を1時間かけて静脈注射している。

「B型肝炎をやっているので、血液検査で抗原（ウイルス）も抗体もフォローしています。肝炎で黄疸になったときは濃厚感染でしたが、現在、抗原はマイナスになっています。これも、プラセンタで抑えられているのではないかと思います。AST、ALT、γ－GTPのいずれも問題なく、肝炎再発の兆候もありません」

先にも述べたが、2003年秋に、先生は奥さんを亡くしている。

「家内を亡くしたことがきっかけで、晩酌が始まりました。ありがたいことにリンパ球もそれほど変わりありません。疲れやストレスがたまったときはリンパ球が下がってきますが、肝機能に問題はありません」

現在、NK細胞活性も落ち着いているため、プラセンタ注射は週1回にしている。

症例 2　C型慢性肝炎（女性、60歳）

この患者さんは、琉球舞踊の師匠さん。38年ほど前の出産時、出血のために血小板を輸血している。当時は非加熱製剤が当たり前で、2003年に他院でHCV抗体陽性（C型慢性肝炎）と分かったが、インターフェロンの適応がなく、同クリニックを受診している。

２００４年４月から、プラセンタ注射（1回1アンプル／週1回）を開始する。

「初診時、ＨＣＶ抗体の検査結果は70・６でした。プラセンタ療法を開始してから２００７年には30以下に下がり、２００８年４月以降は正常域にまで下がりました。以来、十数年にわたり、ほぼ毎週プラセンタ注射を継続しました」

この患者さんは、肝機能の数値が大幅に改善され、肝硬変への移行も見られないばかりか、元気一杯で琉球舞踊を踊っている。現在はプラセンタを少し休み、琉球大学で免疫を強くする新しい薬の治療を受けている。

症例３　肝硬変（女性、79歳）

この患者さんは、12年ほど前に肝硬変と食道静脈瘤と診断されている。その翌年には腰椎の圧迫骨折後、車椅子での生活を余儀なくされている。

２００７年４月に身体のこわばり、言語障害、パーキンソン様の症状（手の震え）があって入退院を繰り返し、数ヵ所の病院で「肝機能低下→アンモニア上昇→大脳基底核の代謝・循環障害」を指摘される。しかし、適切な治療法が見つからず、同年６月に同クリニックを受診している。

同年10月からプラセンタ注射（2アンプル）と、コンドロイチンとグリベルチン（各1アンプル）注射を開始する。２００８年3月からは、アミノ酸製剤とビタミンＢ・Ｃの注射、ラクツロース（30ml／3内服）を加えている。

「プラセンタ注射をしてからＡＳＴが60台から50台に下がり、ＡＬＴも下がりました。この改善は、肝細胞の再生機能が高まるプラセンタの効果だと思われます。γ－ＧＴＰも下がり、これは解毒機能の改善を物語ります。

甲状腺機能も低下していました。下垂体からのＴＳＨ（甲状腺刺激ホルモン）が高かったのですが、プラセンタによって下がりました。Ｔ3、Ｔ4の甲状腺ホルモンは少しながら上昇傾向を示しました」

この患者さんは高齢で車椅子・寝たきり状態の肝硬変が、本人の希望でリハビリをおこなうまでになっている。舞踏病のような震えがなくなり、ＡＤＬ（日常生活動作）やＱＯＬ（生活の質）も大幅に改善され、精神的にも幸せになっている。

■〝弔い合戦〟として、がん治療に残りの医師人生を捧げる

先に、がんが天願先生の大きなテーマであることは述べた。がんに対しても、先生はプ

ラセンタの効果を報告している。

「がんのセカンドオピニオン外来を開設してから15年間、数百名の患者さんに助言してきました。そのなかで、免疫力を高めるために、プラセンタ療法を含む統合医療に光を見出してきました」

その患者さんの一人に、大学の工学部教授で、自然エネルギーの専門家（男性、59歳）がいる。この患者さんはアルコール性肝硬変と診断され、２００９年から毎週１～３回、通院でプラセンタ注射を続けていた。

この患者さんは、２０１３年2月に肝がんが発見されている。肝動脈塞栓術のあと、ラジオ波焼灼術を受けている。その後、２０１５年までの約6年間でプラセンタ注射を３５０回おこない、疲労がたまっているときはアミノ酸点滴を追加してきた。そのほかにグリシン、システイン配合注射薬も１９０回おこなっている。

「この患者さんは、２０１０年（54歳のとき）に上行結腸憩室の出血で大量輸血を受けています。以後、毎月血液検査を続けて血液検査値（ＡＦＰ＝肝がんの腫瘍マーカー、リンパ球数）をフォローしていましたが、リンパ球数は40％以上を維持し、最高で50％にもなっています。その間、ＡＦＰは上下しますが、心配するほどの数値ではありません。再発

2013. 1
肝動脈塞栓・
ラジオ波焼灼

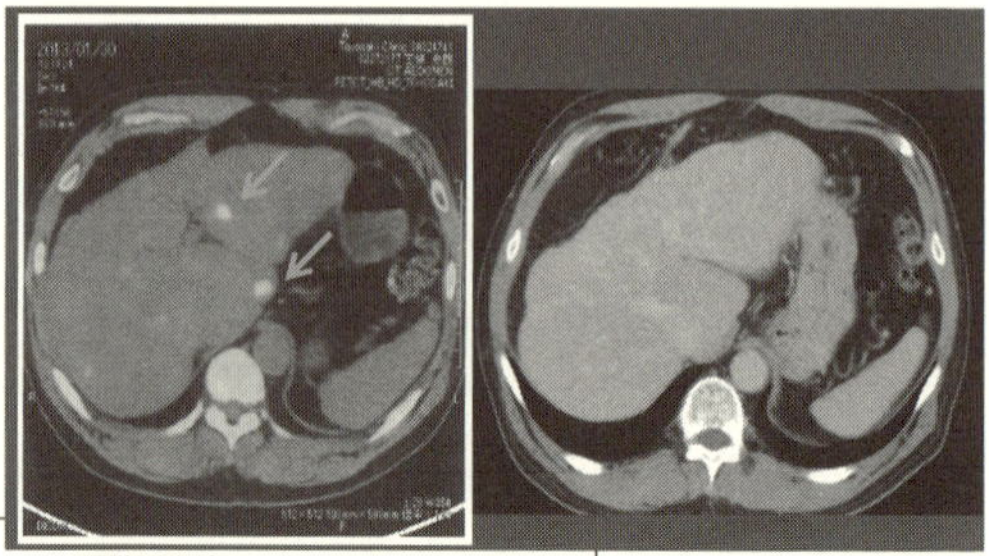

2015. 9

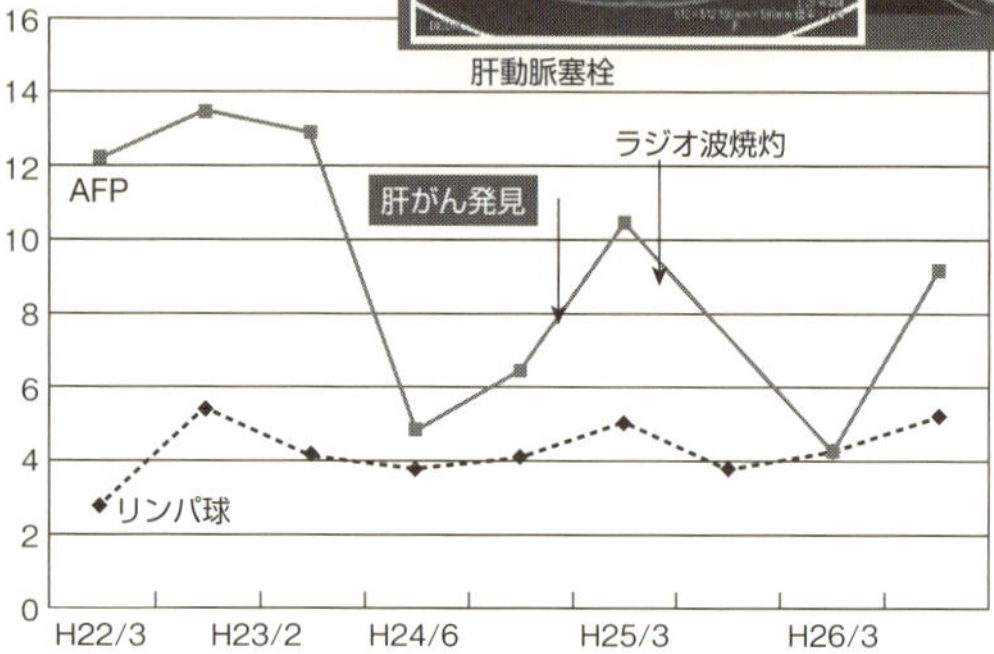

検査データの変化

も見られていません。こうした背景として、当初から週1～3回続けたプラセンタの効果が大きいことが考えられます」

がんに対し、天願先生は、プラセンタ療法と樹状細胞ワクチン療法との併用も視野に入れている。樹状細胞ワクチン療法について詳しく述べる紙幅はないが、同療法は進行がんに対する最新のがん免疫療法だ。

ちなみに、樹状細胞の発見者ラルフ・スタインマン博士は、その業績で2011年にノーベル生理学・医学賞を受賞している。

「樹状細胞は免疫の司令官で、その

指令でリンパ球はがん細胞へ集中攻撃をかけます。プラセンタと樹状細胞ワクチン療法との組み合わせは、相乗効果によって、非常に大きな可能性を秘めていると思います」

樹状細胞ワクチン療法のなかで、先生はＮＫ細胞と樹状細胞を組み合わせる阿部博幸先生（九段クリニック院長）の〝ハイブリッド療法〟に注目している。２０１６年夏から、同クリニックはこの療法を導入している。２０１６年秋からは、琉球大学に、高橋秀徳先生（前セレンクリニック福岡院長）が「地域医療部」に着任して病・診連携の仕組みをつくり始めた。高橋先生は天願先生のがんセンターの後輩で、樹状細胞の培養とモルヒネを用いる緩和ケアの専門家。同クリニックでも、診療を支援する予定になっている。

「がん専門医でありながら、私は家内のがんを治してあげられなかった。私にとり、がん治療は家内の弔い合戦のようなものです。そのつもりでやってきましたし、これからもやっていきます。天国から『よくやっているね』と家内にほめてもらえれば、私にとって医師冥利に尽きます」

奥さんの弔い合戦――。

この強い決意で、先生はがんに挑戦を続けていく。その先に、奥さんから「よくやったね」という言葉が待っていることを切に願う。

- 肝機能障害
- アトピー性皮膚炎
- 湿疹
- うつ状態
- 脊柱管狭さく症
- 掌蹠膿疱症　など

SMI（簡略更年期指数）を用い、プラセンタの更年期障害への効果を臨床評価する

増永荘平先生（日本胎盤臨床医学会認定医）
ますなが医院院長／埼玉県富士見市

■患者さんの杖となり、灯台となる医院を目ざす

「ますなが医院」は、埼玉県富士見市にある。内科、小児科、アレルギー科、循環器内科、呼吸器内科が診療科目だ。

増永先生は１９８３年岩手医科大学卒業、１９８８年東京女子医科大学大学院医学研究科（博士課程）を修了、同年、同大学第２内科助手。１９８９年に上福岡双愛病院内科医長、１９９４年にますなが医院を開院している。

地域の方々のかかりつけ医院として、患者さんの杖となり、灯台となる――。

これが、同院の目ざす姿だ。

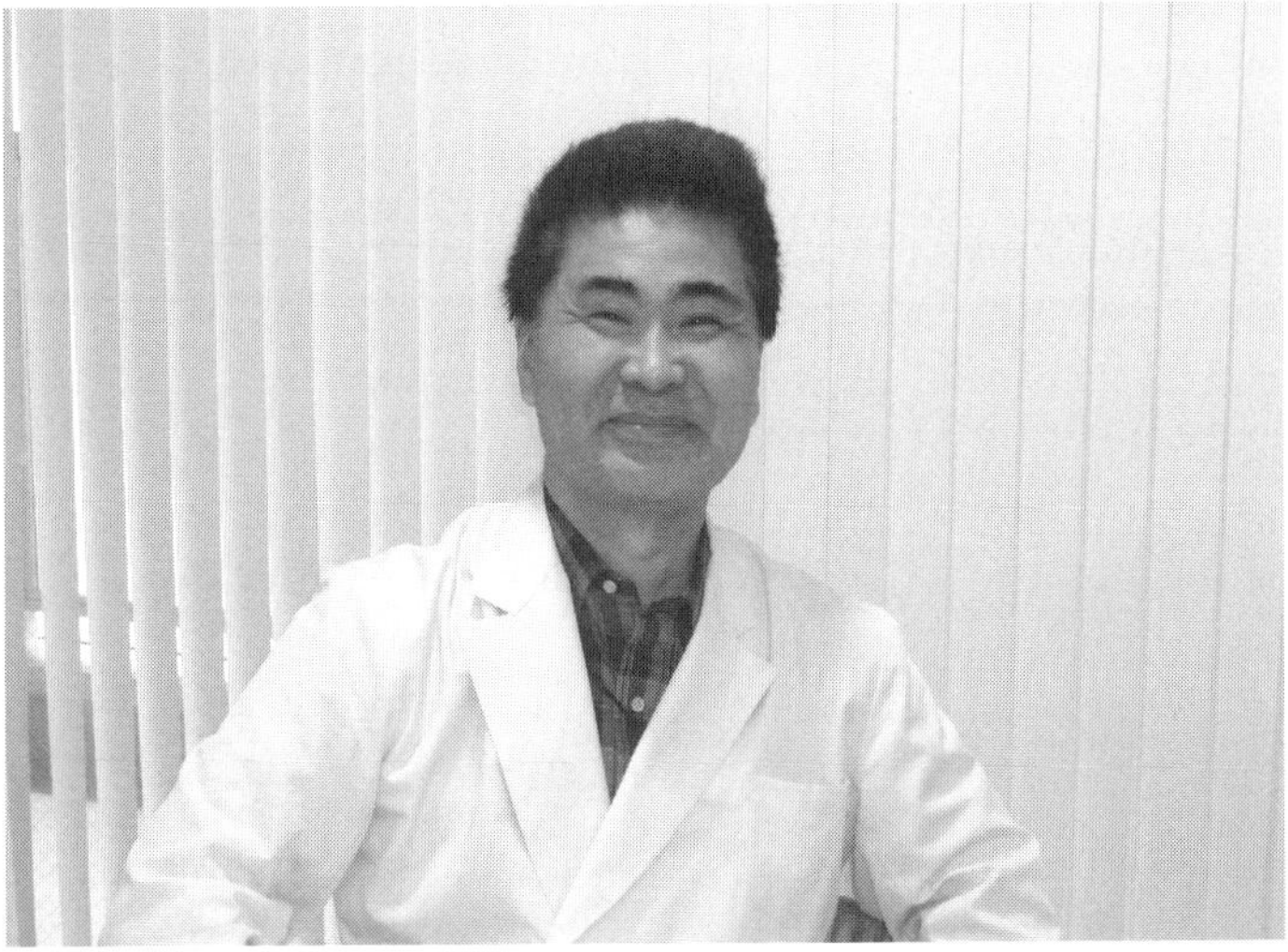

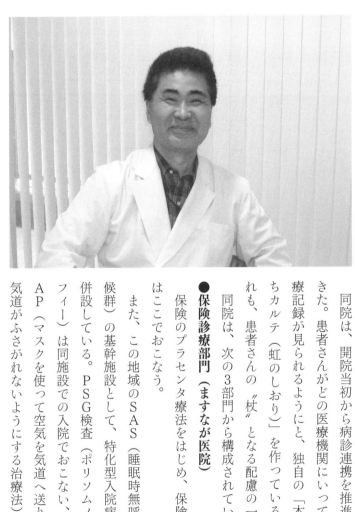

同院は、開院当初から病診連携を推進してきた。患者さんがどの医療機関にいっても診療記録が見られるようにと、独自の「本人持ちカルテ（虹のしおり）」を作っている。これも、患者さんの〝杖〟となる配慮の一つだ。同院は、次の3部門から構成されている。

●保険診療部門（ますなが医院）

保険のプラセンタ療法をはじめ、保険診療はここでおこなう。

また、この地域のSAS（睡眠時無呼吸症候群）の基幹施設として、特化型入院病棟も併設している。PSG検査（ポリソムノグラフィー）は同施設での入院でおこない、CPAP（マスクを使って空気を気道へ送り込み、気道がふさがれないようにする治療法）は自宅でおこなってもらうようにしている。同院のSAS施設には、近隣のクリニックからSAS疑いの患者さんも紹介されてくる。

●**自由診療部門・アンチエイジング関連部門（VIVANCE＝ヴィヴァンス）**

プラセンタ療法、点滴療法（高濃度ビタミンC、マイヤーズ、グルタチオン、にんにく点滴など）のほか、免疫置換療法やオーソモレキュラー（分子整合栄養学）も取り入れている。また、厚生労働省より届け出が受理された「多価樹状細胞ワクチン（ABeVax）」と活性型NK細胞を利用したがん免疫細胞療法も行っており、さらに、生活支持療法として免疫ケトン食（糖質制限食）療法の指導も行っている。

●**介護部門**

居宅介護支援事業所「ゆとりっぷ」、訪問介護ステーション「ゆとりっぷ」、訪問看護ステーション「わたぼうし」などを地域で展開している。

この3部門構成もまた、地域のかかりつけ医院を実現するための体制だ。

■プラセンタ注射による症状の改善は80％を超える

「当院は、プラセンタ療法だけを売りにしているわけではありません。

地域密着型のかかりつけ医院として、内科系なら、生後1ヵ月の乳児から100歳を超えた御高齢の方まで診ています。おじいちゃんやおばあちゃんと親御さん、子供さんと、三世代一緒に診察室に入ってこられることもよくあります」

しかし、同院には、プラセンタ注射を希望する患者さんがコンスタントに来院することも事実だ。話を聞き、遠方から来院する患者さんもいる。

先生がプラセンタを知ったのは、抗加齢学会のシンポジウムだった。

「アトピー性皮膚炎の症例でしたが、そのとき『プラセンタって何だろう』と思いました。その後、日本胎盤臨床医学会（当時は「研究会」）の研究要覧第1号を読み、さっそく当院のインターフェロン治療に組み入れることにしました。2008年のことです」

実は、1989年頃から、先生は肝炎のインターフェロン治療を続けていた。成績は芳しいものではなく、プラセンタ療法に強い関心を覚えた。

導入する前、先生は自分でもプラセンタ注射を試している。お腹に、2種類の注射薬を2アンプルずつ皮下注射したほか、お尻への皮下注射も試している。

増永先生の場合、基本的に、肝機能障害以外の患者さんにはプラセンタ注射を勧めていない。ただし、それ以外でも、患者さんがプラセンタ注射を希望して来院した場合、当然

	かなり改善	改善傾向	変化なし（その他）	悪　化	統　計
2015年	53	14	15	0	25
プラセンタ全体	*65%*	*17%*	*18%*	*0%*	
2016年（3月まで）	17	62	16	0	95
プラセンタ全体	*18%*	*65%*	*17%*	*0%*	
更年期障害	4	17	0	0	21
（メルスモン）	*19%*	*81%*	*0%*	*0%*	
自由診療	9	31	9	0	49
（メルスモン）	*18%*	*63%*	*18%*	*0%*	
肝機能障害	4	14	7	0	25
（ラエンネック）	*16%*	*56%*	*28%*	*0%*	

プラセンタ療法による症状の変化についてのアンケート

だが患者さんの希望に沿う。

肝機能障害、更年期障害、乳汁分泌不全、アトピー性皮膚炎、湿疹、月経困難症、パニック症候群、うつ状態、脊柱管狭さく症、坐骨神経痛、肩こり、疲労倦怠、美容、アンチエイジング……。これらのさまざまな症状・病気に対し、日に20~25人の患者さんにプラセンタ注射がおこなわれている。注射は上腕、お腹、お尻などへの皮下注射だが、整形外科的なものではツボ注射もおこなう。

同院では、プラセンタ注射による症状の変化をアンケート調査している。2015年と2016年では、〝かなり改善〟と〝改善傾向〟が逆転している。それでも、症状の改善は80%を超えている。

「肝機能障害では、プラセンタ注射単独より、標準治療との併用が一番効果があるようです。掌蹠膿疱症では、プラセンタ注射は特効薬のように全例で有効です。

脊柱管狭さく症や腰痛症には、ツボ注射で一定の効果が上がります。アトピー性皮膚炎には容量依存性があり、やめると再発します。慢性疲労にも、一定の効果が上がります」

体調管理のため、先生は自分にも毎週プラセンタ注射をおこなっている（1回4アンプル／週2回）。

増永先生によれば、「私の経験ですが、ここ2回の免許更新で眼鏡が不要になりました。60代後半の患者さんで、0・5くらいの視力が1・2になった方もいます。相当の年齢なのに、老眼にならないという方もいます。『これもプラセンタの効果の一つかな』と、密かに思っています」

次に、同クリニックの症例のうち、対象が異なる3例を紹介する。

症例1　C型肝炎（女性、67歳）

2008年9月、この患者さんは、インターフェロン治療のために来院している。当初からKL－6（間質性肺炎のマーカー）が高く、慢性低酸素血症が疑われたため、大学病院呼吸器科で検査入院してもらう。

大学病院からは「インターフェロン治療は高リスク」との返事があったが、当人は「血小板数が10万を切ると、肝硬変から肝がんになりやすい」ことまでよく知っていた。「座して死を待つより可能性にかけたい」と、インターフェロン治療を希望。念書を取り、X年12月に治療を開始する。

インターフェロン治療の前に、プラセンタ（1回3アンプル、連日14日間）のイニシャル・ロードをおこない、さらに、3ヵ月間のプラセンタ（1回2アンプル／週2回）の先行投与をおこなっている。

「インターフェロン治療は、当初はフェロン300万単位を使用し、1週間に4回投与しました。この間も、プラセンタ（1回2アンプル／週3回）は継続しました。治療が始まって間もなく口内炎を発症しました。インターフェロン治療終了後も、X＋1年6〜8月はプラセンタ（1回1アンプル／週2回）を続けるうち、全身の湿疹と痒みが出たためプラセンタ投与は中止しました」

しかし、C型肝炎ウイルス量については、X＋1年6月とX＋5年3月の検査で「検出せず」となっている。AST、ALT、ヒアルロン酸も標準値になっている。

症例2　アトピー性皮膚炎(女性、45歳)

この患者さんは、子供の頃からステロイドの外用を中心に治療を続けてきていた。しかし、改善されなかったため、Y年8月1日に、プラセンタ療法を希望して来院している。

「頸部、前胸部、背腹部、四肢に発赤があり、とくに大腿部から下腿部はひどい発赤で、一部皮膚も剥離していました。疼痛や痒みもあり、非常に悪い状態でした」

同年8月中にプラセンタ注射を15回、9月中に14回おこなう。

「9月12日に、『いままで皮膚が本当にボロボロだったのに、こんなに早く良くなるとは思わなかった。皮膚は生涯最良の状態です』と喜びの声をいただくほど改善を見ました。10月4日には、『アトピー性皮膚炎だったことが分からないほどになりました』といわれました」

その後も10月中に9回、11月中に8回とプラセンタ注射を続ける。現在も、患者さんが皮膚の状態を判断しながら、回数の増減はあるものの、週2回ほど注射に来院している。

症例3　掌蹠膿疱症(女性、29歳)

この患者さんの初診は、Z年11月。約1年前から発症のたびにステロイド軟膏を塗って対処してきていたが、プラセンタ療法を希望しての来院だった。

同年11月と12月に、それぞれ2回ずつプラセンタ注射（1回4アンプル）をおこなう。その結果、膿疱が消え、以後もプラセンタ注射（1回2アンプル／週2回）を継続する。

「その後、プラセンタ注射は週3アンプル（1回3アンプル／週1回）となりましたが、Z＋1年2月初旬、掌に膿疱が再出現しました。2月中3回プラセンタ注射（1回4アンプル）をすると、2月19日には完全消失し、治療が終了しました」

しかし、同年10月、両方の掌に膿疱が再燃した。再び来院し、同月中に6回プラセンタ注射（1回4アンプル）をおこなうと、膿疱は消失した。ただ中止すると再燃する可能性があるため、現在まで月1～2回の注射（1回3アンプル）を継続している。

■更年期障害への臨床治験結果がまとまる

いま、症例として3例だけ紹介した。

これまでも、更年期障害に対するプラセンタ注射の効果は報告されてきた。先生は自験例で、その結果を解析している。対象は15人（平均年齢は52・1歳）で、期間は2012年8月～2015年11月。最短期間は4ヵ月、最長期間は24ヵ月となっている。

その結果は、SMI（簡略更年期指数）で評価されている。SMIは婦人科領域でHRT（ホルモン補充療法）の効果を評価する指数で、次の10項目からなる。
①顔がほてる（強10点、中6点、弱3点、無0点）
②汗をかきやすい（強10点、中6点、弱3点、無0点）
③腰や手足が冷えやすい（強14点、中9点、弱5点、無0点）
④息切れ、動悸がする（強12点、中8点、弱4点、無0点）
⑤寝つきが悪い、または眠りが浅い（強14点、中9点、弱5点、無0点）
⑥怒りやすく、すぐイライラする（強12点、中8点、弱4点、無0点）
⑦くよくよしたり、憂鬱になることがある（強7点、中5点、弱3点、無0点）
⑧頭痛、めまい、吐き気がよくある（強7点、中5点、弱3点、無0点）
⑨疲れやすい（強7点、中4点、弱2点、無0点）
⑩肩こり、腰痛、手足の痛みがある（強7点、中5点、弱3点、無0点）
「その結果、使用前の全体のSMI平均は68・7点でしたが、使用後は53・9点となり、有意に低下しました（効果あり）。24ヵ月の長期投与の場合を時間経過で見ると、効果はおだやかで、長期にわたってSMIが下降していきます」

先生はまた、ＳＭＩの個別の変動についても説明する。

「個別の変動を見ると、①の『顔がほてる』が6・07点から4・47点へ、③の『腰や手足が冷えやすい』が10・0点から6・93点へ有意に低下（効果あり）しました」

チャートからも分かるように、①と③の2項目以外でも、効果ありの判定こそできなかったが、改善は見られている。

また、ＳＭＩ初期66点以上と65点以下の群に分け、重症度別変動も調査している。66点以上の群は、症状が重い人たちになる。

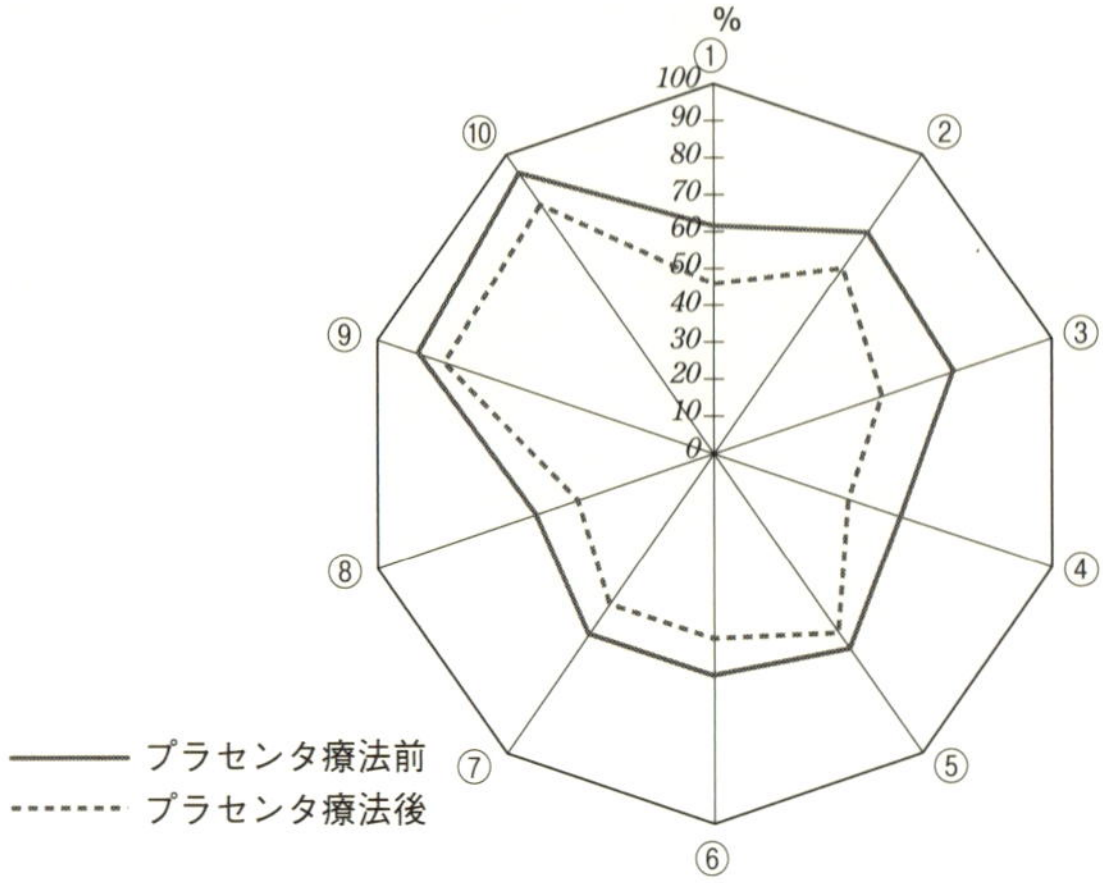

SMIの変動チャート

「2群を比較した結果、66点以上の群で、ＳＭＩ平均が75・9点から51・6点と有意に低下（効果あり）しました。65点以下の群では、有意差は認められませんでした」

症状が重いほど、プラセンタ注射が効果を発揮した——。

このデータは、プラセンタ注射の効果をこう語っている。
「Ｅ２（エストラジオール）とＦＳＨ（卵胞刺激ホルモン）に関しても、プラセンタ注射前後の変化を検討しました。Ｅ２の平均値は下降（28・4から8・9）、ＦＳＨの平均値は上昇（61・9から65・2）したものの有意差は認められていません」

更年期障害では、不足しているホルモンを補うＨＲＴ（ホルモン補充療法）がおこなわれる。その性質から、症状の改善は当然の結果になる。プラセンタ注射でも更年期障害は良くなるが、ＨＲＴとはまったく違い、ホルモンに依存しないメカニズムで症状が改善されるようだ。先生の研究から、プラセンタ注射が更年期障害に関して効果を発揮する姿が浮き彫りになってくる。

「効果は確実にありますが、『なぜ効くの？』と質問されても、現在のところはブラックボックス。まぁ、謎ですね」

こういって先生は、にこやかな笑顔を浮かべる。

効果のメカニズムはブラックボックスでも、プラセンタ注射は更年期の辛い症状を軽減してくれる。更年期で辛い思いをしている多くの女性に、プラセンタ注射は福音をもたらしてきた。さらに認知度が高まるにつれ、その福音の輪はより広がっていく。

- うつ
- 統合失調症
- 混合性不安抑うつ症
- 全般性不安障害
- 更年期障害

など

プラセンタのさまざまな作用は、心のベクトルを〝改善〟の方向に向けてくれる

上田容子先生（日本胎盤臨床医学会認定医）
神楽坂ストレスクリニック院長／東京都新宿区

■女性医師ならではのきめ細かい対応で、〝自分らしい笑顔〟を取りもどすお手伝いを

「神楽坂ストレスクリニック」は東京都新宿区神楽坂にある。診療科目は精神科、心療内科だ。

上田先生は広島大学医学部卒業後、同大学医学部精神神経学教室に入局。同大学病院、広島市立安佐市民病院で研修後、民間の精神科病院に勤務する。その後、埼玉の「パーククリニック」院長を経て、2009年に同クリニックを開院している。

実は、上田先生は、小学校の頃から将来は医師になると何となく決めていたという。先生の実家は祖父の代からの産婦人科病院で、医師という職業が身近だった。小学生時

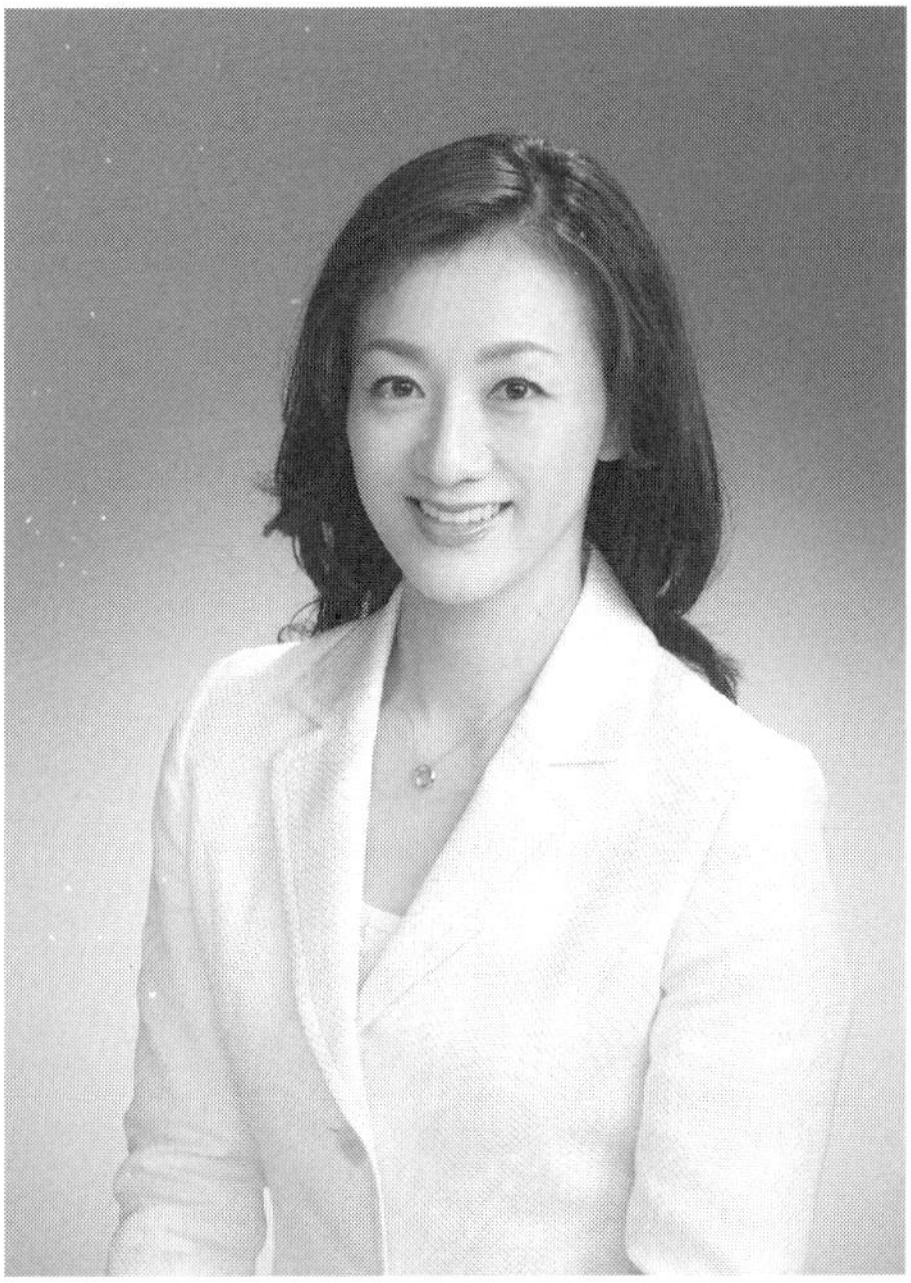

代から自分の将来を医師と決めていた理由に、そうした環境の持つ意味は大きかっただろう。そして、広島大学6年生のとき、精神科医の道に進むと決めている。

同クリニックでは、うつ病・不安性障害・ストレス関連の病気を中心に、統合失調症・認知症まで幅広く対応している。

「現代はストレス社会です。過度な負担が続くことで心身のバランスが崩れ、不調があらわれます。そうした状態を長引かせることなく、気軽に受診できるクリニックを目ざしています。メンタルクリニックではなくストレスクリニックとした理由も、気軽に受診していただくためです。

女性医師ならではのきめ細かい対応で、皆さまが自分らしい笑顔を取りもどすお手伝いができればと思っています」

同クリニックでは、治療の分野を次の三つの体系を連携させておこなっている。

●バイオ（Bio）……一般的な西洋医学による薬物療法の他に、漢方薬やプラセンタを使用する。補助的に鍼灸、マッサージ、スポーツによる治療もおこなう

●サイコ（Psycho）……いわゆる精神療法に加え、臨床心理士による心理カウンセリングをおこなう

●ソーシャル（Social）……社会復帰を念頭に置いた治療で、医師との面接や薬物などによる直接的な治療と並行しておこなう。最近は休職している患者さんも多く、外部の施設（デイケア、リワーク、就労移行支援）と提携し、総合的治療の一環としてそうした外部施設へも通ってもらう

こうした取り組み方も、〝自分らしい笑顔〟を取りもどしてもらうための上田先生の工夫なのだろう。

■うつ状態のある人は、週6アンプル（1回3アンプル／週2回）が基本

いまでこそ、プラセンタ療法は先生の治療（Bio）の大きな柱になっている。現在でもそうだが、大学病院や公立病院でプラセンタ療法がおこなわれることはない。

「私がプラセンタ療法を知ったのは、広島で民間病院勤務をしていたときです。肝機能障害にプラセンタ注射（ラエンネック）は保険適用ですから、その病院では肝機能障害の人には約束処方でした。

関係者から美容にも使うことはちらりと聞いていましたが、本音をいうと、そこには興味を持っていませんでした。ただ、患者さんの肝臓の値が良くなっていることは理解できました」

２００３年、その先生がプラセンタ療法を受ける。この年に先生は上京し、都内の自宅から埼玉の病院に通う生活になっている。

「新しい生活が始まり、かなり疲労を感じ始めたとき、広島の母が『プラセンタ注射をしてもらうと、調子が良い』といっていたのを思い出したんです。近くの婦人科でプラセンタ療法を受けると体が楽で気分が良くなり、『何か違う』という感覚でしたね」

それ以後、現在までプラセンタ注射を続けている。治療でも、プラセンタ注射とサプリ

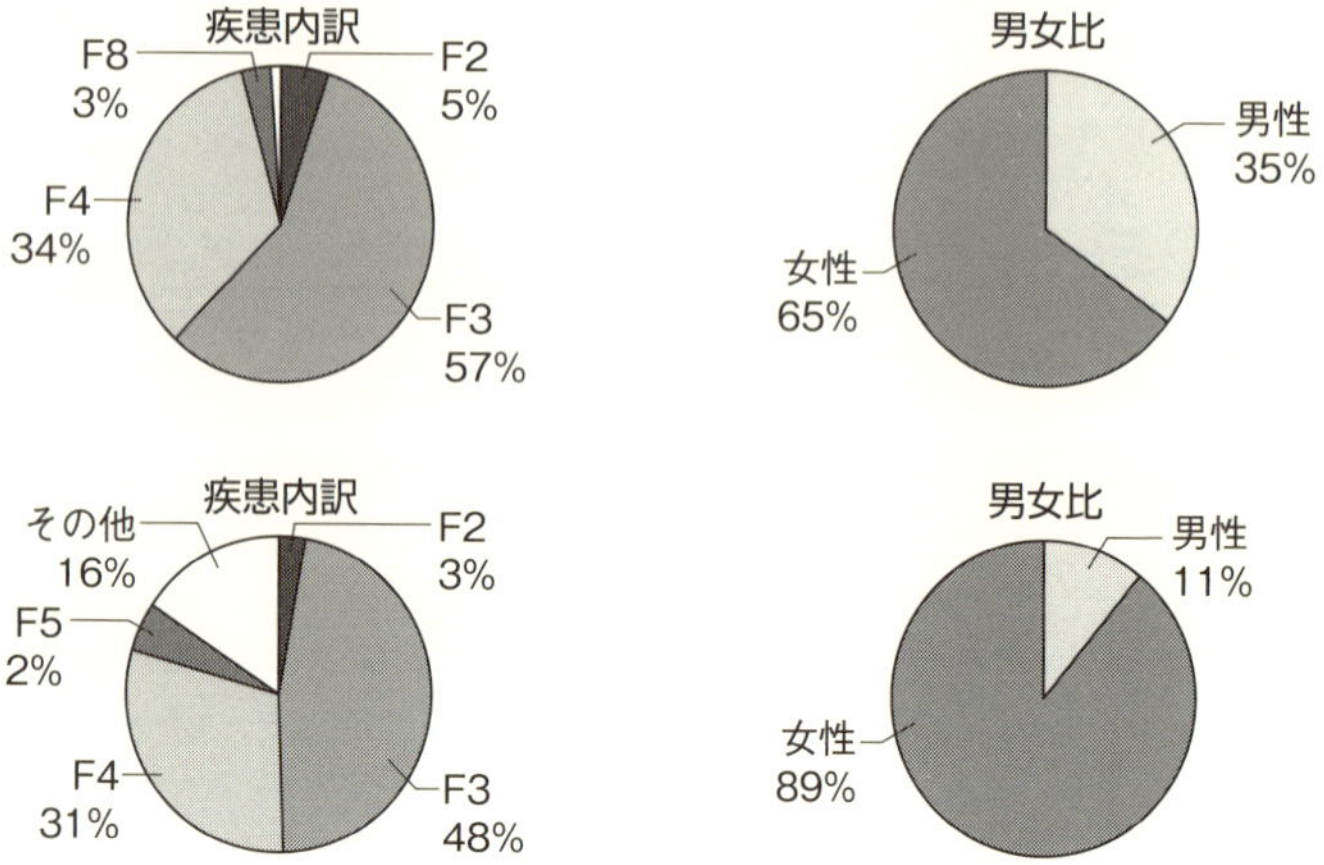

全患者の内訳（上）とプラセンタ注射患者内訳（下）（2015.3）

メントを提供している。

同クリニックでは、全患者さんの内訳を調査したデータがある。

「男女比では女性が65％、男性が35％です。これは、一般的なメンタルクリニックの場合とほぼ同数でしょう」

病気別の分類データも取られている。最も多いのがＦ３（うつ病、躁うつ病）、次に多いのがＦ４（パニック障害や神経症）、そのあとはＦ２（統合失調症）、Ｆ８（発達障害）と続いている。

プラセンタ療法に限って見れば、患者像はどうなるのか。

「男女比は女性89％、男性11％と女性が圧倒的です。病型も全患者さんの内訳と似ていますが、ストレス関連の病気が比較的多くなっています」

プラセンタ注射では、皮下か筋肉注射をおこなっている。肝機能障害や更年期障害は保険適用になるが、その他は自費になる。

障害や症状によって使用アンプル数などは変わってくるが、うつ状態のある人は週6アンプル（1回3アンプル／週2回）を基本としている。

週2回が難しい場合は1回のアンプル数を増やし、1週のトータルアンプル数6アンプルを目安にしている。ただし、いまの話はあくまで目安で、患者さんとの相談のうえであることはいうまでもない。

次に、同クリニックでの症例を紹介する。

症例1　統合失調感情障害（男性、40代）

この患者さんは、40歳のときに気分の落ち込み、全身のだるさ、疲れやすさ、不眠、食欲不振に陥っている。近くの医院を受診したところ、うつ病と診断されている。

同クリニックの初診はX年2月。初診前の1年の間に、数回の入退院を繰り返していた。

「短期間に入退院を繰り返したことから、入院先の主治医から転医を勧められて受診しています。初診時は統合失調症的な印象でしたが、明らかな幻覚症状は認められませんでした。会社では総務部預かりになっていましたが、退職も考えるような状態でした。

お話を聞くと、日常の行動に非常にエネルギーを要し、疲れやすさを感じていました。再入院の防止を治療目標とし、過剰な不安のない生活を目ざしました」

治療は、前の医師と同じ薬を使う。しかし、疲れやすく、気分もすぐれない状態が続く。

「7月に、気分安定薬のラモトリギンの服用を開始しました。間もなく『何となく不安が和らぐ』と訴えるようになり、好転の兆しがうかがえました。不安感は徐々に軽減していったのですが、疲れやすい、あまり動けないという状態は改善が見られませんでした」

そこで、11月にプラセンタ注射（1回1アンプル／週5回）を開始する。すると、疲れやすい感じが次第に減り始め、それまでほとんど外に出ることはなかったが、「8000歩も歩けました」と笑顔で告げるようになる。

「この改善は、ラモトリギンの影響と考えることもできます。ラモトリギンを処方から除いてみましたが、状態は悪化することなく、安定しています」

この結果から、この患者さんの症状の改善はプラセンタの効果と考えることができる。

現在では、「自分は心配ばかりして、いつも心が安らげなかった」と、自己分析するまでになっている。

症例 2　混合性不安抑うつ障害(女性、40代)

この患者さんは36歳のときに腎不全になり、以後は人工透析を続けていた。

ご主人の母親と同居していたが、数年前にその母親がアルツハイマー病を発症する。しかし、ご主人は単身赴任で、1~2週間に1回しか帰宅できない。

やがて、母親が夜間徘徊を始め、交通事故に遭ったりするようになる。ご主人と施設への入居も相談するが、経済的理由からそれはできなかった。母親の介護と自分の治療で、心労の絶えない状態になる。

「初診はX年8月で、知人から紹介されています。話をうかがうと、その1ヵ月ほど前から食欲不振、パニック発作、不眠、息苦しさ、喉のつまり感が増していました。症状から、混合性不安抑うつ障害と診断をつけました」

喉のつかえ感、不安や逡巡などの軽減を目標に薬物治療を開始し、調整をおこなった。

症状の軽快が認められ、そのまま治療を継続。1年ほど経過した頃で、プラセンタ療法を開始している。

「本人から、『先生は、プラセンタ療法をやってられますよね。雑誌の記事で、プラセンタは精神面にも良いと読みました。プラセンタ治療を試してみたいのです』と申し出があり、治療を開始しました」

当初は1回3アンプルで始めるが、診療が3週間ごとのため、本人の希望で1回6アンプルに増量する。

その結果、いつも気分がすぐれず徒労感に襲われていたが、気持ちの落ち込みが解消し始める。現在は意欲・行動力も出てきて、よく眠れるようにもなっている。

症例3 全般性不安障害、更年期障害(女性、40代)

この患者さんは、ご主人のDV（ドメスティック・バイオレンス）で3年前に離婚。子供もいないため、一人で暮らしていた。もともと心配性のところがあり、先行きの生活のことを考えてつねに精神的な重圧を感じていた。

「この方は、子宮内膜症がありました。初診はX年10月でしたが、子宮内膜症の治療後、受診3ヵ月前から生理が止まり、ホットフラッシュが強くありました。2ヵ月前からは睡眠障害でなかなか寝つけないうえ、すぐ目が覚めて眠れずに辛いという訴えでした」

診断は、全般性不安障害と更年期障害だった。

更年期障害に対しては、当初からプラセンタ注射（1回1アンプル／週5回）を開始する。同時に、漢方薬（加味逍遥散。間もなく桂枝茯苓丸に変更）と睡眠導入剤の服用も開始する。

「約1ヵ月半ほどで、ホットフラッシュも睡眠障害も、不安・緊張も大幅に解消しました。2ヵ月で睡眠導入剤は不要になりました」

漢方薬は、患者さんが服用を飛ばすようになって中止。その後は、プラセンタ注射（1回1アンプル／週1回）の継続で症状は出ていない。前の2例同様、この患者さんも治療経過の図はあるが、紙幅の都合でカットした。

■心のベクトルが違う方向に向くことで、精神的な問題にもプラセンタは効果を示す

プラセンタ注射薬は、肝機能障害と更年期障害・乳汁分泌不全で保険適用になっている。これは、国（厚生労働省）が有用な効果を認めていることに他ならない。そのプラセンタ注射が、精神科の領域でも改善効果を発揮した。

そこで、一つの疑問が出てくる。

なぜ、プラセンタは精神的な領域でも効果を示すのか……。

これがその疑問だ。ここは上田先生に意見を聞くしかない。

「プラセンタが精神的な病気に直接的に作用するかは不明です。

では、なぜ精神科の領域でも効果を発揮するのかですが、プラセンタの抗疲労作用、自律神経調整作用、血行促進作用、抗ストレス作用などがかかわっていると考えます。心と身体は関連していますから、これらの作用が心にも好影響を与えてくれるのでしょう」

もう少し具体的にいうと、次のようになる。

プラセンタ注射を1～2回打てば、肌がツヤツヤしてくる。もう少し続けると食欲も出てくるし、不調が減り、疲れにくくもなる。なぜか不思議だが、ストレスを流しやすくなる。

「そうなると、精神的なことで外出したくなかったけれど、外出したくなります。女性ならとくに、肌がきれいになると元気になります。化粧が楽しくなります。

自分の変化が気分の余裕を生み、自分を肯定できるようになります。同時に、周囲に対しても気配りができるようになり、次第に意欲的になっていきます。心のベクトルが違う方向に向くわけですが、こうした効果は向精神薬で得ることはできません」

プラセンタのさまざまな作用が相乗効果を生み、精神にも作用する——。

精神科の領域でのプラセンタの効果は、こう表現できるだろう。当然、そこには精神科医の適切なアドバイスも不可欠の要素だ。

また、プラセンタエキスには自律神経調節作用、抗疲労作用があるとされ、うつ状態が改善したとする報告もある。

「Nature」では、マウスにおいて、胎盤はセロトニンを合成し胎児に供給しているというレビューが掲載された。同じく「Nature」において、ＮＩＨが『Human Placenta Project』としてプラセンタ研究に４・15億ドル投資するというニュースが発表されるなど、謎の多いプラセンタに関する研究は、今後さらに発展することが期待される。

上田先生の笑顔と適切なアドバイス、そしてプラセンタの効果……。この最強の相乗効果で、一人でも多くの方が〝自分らしい笑顔〟を取りもどして欲しいと願う。

- うつ症状
- うつ病
- ストレス障害
- アトピー性皮膚炎
- チェーンソーによる外傷

など

独自のサプリメントも監修。サプリ単独でも、メンタル面をはじめ効果を上げる

稗田圭一郎先生（日本胎盤臨床医学会認定医）

鶴巻メンタルクリニック院長／神奈川県秦野市

■祖父の稗田憲太郎博士は、ラエンネック注射薬の開発者

「鶴巻メンタルクリニック」は、神奈川県秦野市にある。精神科、心療内科、内科が診療科目だ。

稗田先生は北里大学医学部卒業後、同大学精神神経科に入局。同大学病院、東病院その他の精神科病院、総合病院の精神科に勤務。2005年、鶴巻メンタルクリニックを開院している。

プラセンタに携わる医師や研究者、製薬関係者で、〝稗田〟の名前を知らない人間はいない。現在、厚生労働省から、医薬品として2種類のプラセンタ注射薬が認可されている。

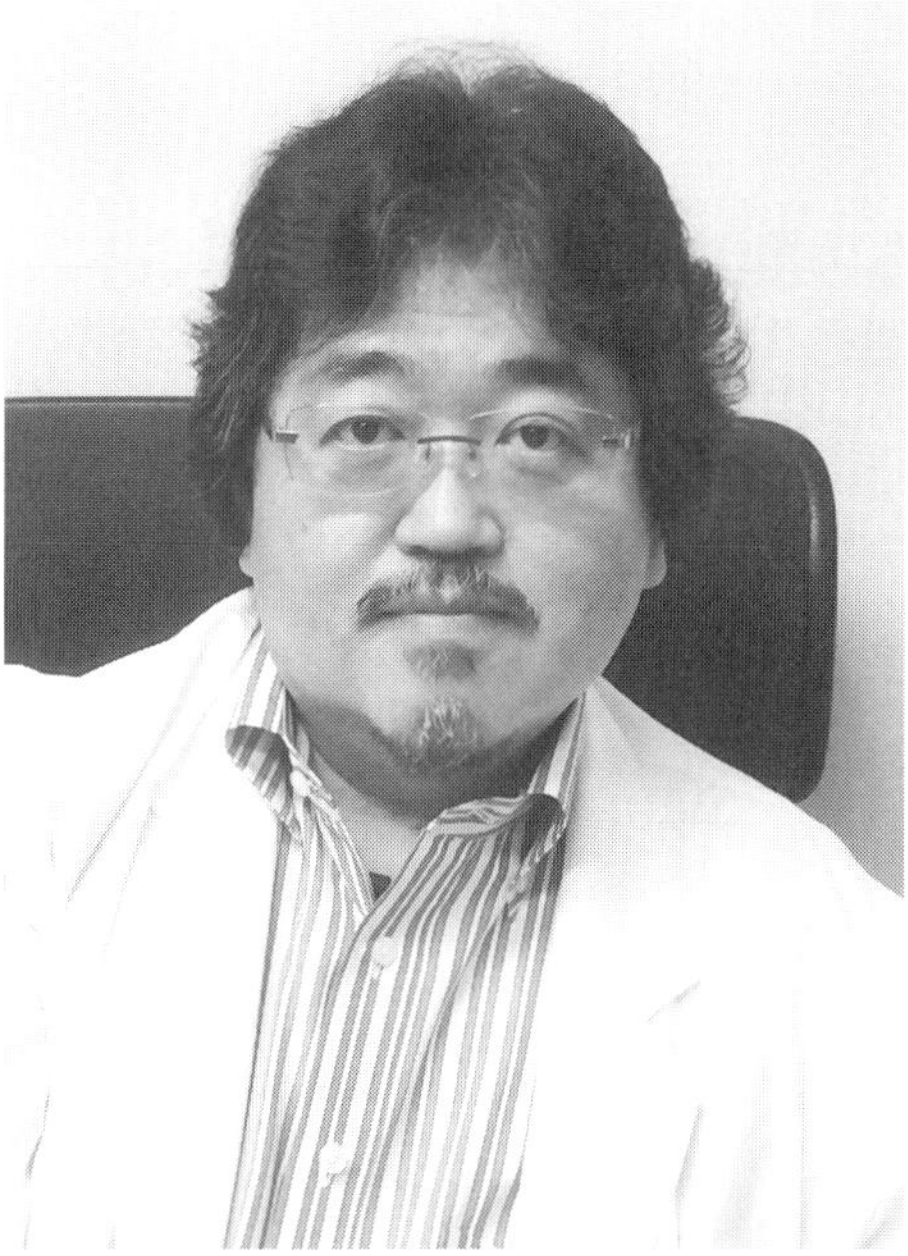

そのうちのラエンネック注射薬の開発者が、稗田先生の祖父・稗田憲太郎博士（医学・農学博士）なのだ。

戦前・戦中、稗田博士は満州国（現・中国東北部）の満州医科大学で教授を務めていた。

1953年に帰国し、久留米大学病理学研究室の教授と医学部長を兼任。そのかたわら中国で経験した胎盤埋没療法を基に、胎盤の研究に取り組む。その結果、ラエンネック注射薬の開発に成功している。

「私も、子供の頃から、風邪を引くとラエンネック注射をしてもらっていました。

父も整形外科医で、一時期、祖父と父は鳥栖で開業していたことがあります。当時、肝硬変は不可逆的（治らない）といわれていましたが、いろいろな大学病院から肝硬変の大勢の患者さんが訪ねてきていました。患者さんたちに、祖父は『肝硬変は治るよ』と当たり前のようにいっていたことを覚えています」

ただ、当時はそれほどポピュラーなものではなかったという。

■啓蒙も兼ねてプラセンタ注射を導入、独自のサプリメントも世に送り出す

先生が成長した環境からすれば、プラセンタ療法は当然のものだった。しかし、医学部ではプラセンタ療法を教えない。当時、先生はプラセンタ療法をどうとらえていたのか。

「大学でも、肝硬変は不可逆的と教えられました。正直なところ、ラエンネック注射で肝硬変が治るというのは『ちょっと怪しいな』という思いがありました。何か際物的な治療と思われたくないばかりに、自分でもラエンネック注射に触れることを避けていました」

医師としての道を歩み始めてからも、先生はプラセンタ療法とは距離を保つ。その先生が、自分の体感からプラセンタ療法を取り入れることになる。

「5年間の期限で、頼まれて院長を務めていたときでした。私には腰の椎間板ヘルニアがありましたが、手術せず、保存的治療をおこなっていました。クリニックが忙しくて休めないので、疲労感もあり、自分で週2回のプラセンタ注射をおこなってみたのです」

それまで座敷で座ると、数日間は痛くて具合が悪かった。しかし、注射を打ち出してしばらくすると、座敷で座っても大丈夫なことに気づく。疲れもたまらない。その体感から週3回（1回2アンプル）打つようになり、現在まで注射を継続している。

2000年頃、先生は通院中の腰痛患者さんだけにプラセンタ注射を始める。「自分の家族や知り合いに腰痛持ちがいる。勧めてもいいですか？」と聞かれるが、メンタルクリニックでもあり、そうした患者さんは断っていた。

「当時、静岡までプラセンタ注射を打ちにいった方もいました。その方から1回3万円と聞きましたし、それ以外にも1回1万円という話もよく耳にしました。いくら何でもこれは高いうえ、推奨されている皮下・筋注ではない点滴でした。日本胎盤臨床医学会に入会していることとも重なり、啓蒙も兼ねてプラセンタ注射をおこなうようになりました」

2009年頃、こうして通院患者さん以外へのプラセンタ注射もおこなうようになる。

注射は、最初は1回2アンプル週2回を基本とし、落ち着いてくると1週間に1回を勧めている。週2〜3回の患者さんもいるが、平均すると週1回の患者さんが多い。

「高齢になると注射薬の排泄が少し遅くなるからか、60〜70代では2週に1回の方が多いです。若い方は排泄が活発なのか、週1〜2回の方が多いです。リウマチなどの場合、1

回に4~5アンプル使うケースもあります。それよりも1回2アンプルにして、回数を増やしたほうが良いのではないかという実感があります」

先生は、独自のプラセンタのサプリメントも監修している。

実は、稗田博士が亡くなる前に考えていたレシピがあった。それを掘り起こし、医療機関専用サプリメントの専門メーカーでの製造を監修したのだ。

「夏の長期休暇などの間、私は注射を打ちません。休暇前にサプリメントの摂取量を増やし、休暇中も継続します。私の場合、もともと週3回の注射で高原状態にあると思いますが、そうすると注射なしでもその状態が持続します」

現在、同クリニックでは60人ほどがプラセンタ注射を継続している。なかにはサプリメントの併用者もいるが、サプリメントだけの患者さんも40人ほどいる。

「男性と女性を比較すると、注射は苦手というのは男性に多い。そうした方や、遠方からなかなか注射に来院できない方には、このサプリメントを紹介しています。二日酔いになりにくいので、お酒をたしなむ方には『お酒を飲みすぎないでね』といっています」

同クリニックのプラセンタ療法には、いろいろな患者さんがいる。熱傷（ヤケド）やアトピー性皮膚炎のケースもあるが、ここでは主にメンタル関係の症例を紹介する。

症例1　うつ症状、アトピー性皮膚炎（男性、47歳）

この患者さんは、不眠や仕事のストレスから次第に不快な感じが出現し、気持ちが滅入ったり、集中力が持続できなくなる。うつの程度を調べるスケールではうつ状態と診断されるが、あまり重症ではなかった。

「この方はアトピー性皮膚炎もあり、アトピーはメンタルとの相関もあります。プラセンタ療法を希望されましたが、遠方のためになかなか来院できません。本人の希望もあって西洋薬は使わず、サプリメントだけを処方しました」

1日2回のサプリメントを摂り始めると、2週間後に睡眠も問題なく取れるようになる。抑うつ気分も消失、アトピー性皮膚炎も改善されてくる。その後も基本的に2～3週間に1回、サプリメントが切れないように来院している。調子も良く、何も問題ないという。

症例2　ストレス障害、PMS（女性、40歳）

この患者さんはストレス障害とPMS（月経前症候群）による情緒不安定のため、感情コントロールができなかった。突然泣き出したり、怒り出したりするほか、人が集まる場所にもいけなかった。子供さんにも問題があり、過去に他の精神科に通院したこともある。

初診では西洋薬を使うが、眠気が強く出た。2回目の治療のとき、西洋薬を使わず、サプリメント治療を希望している。

「注射は抵抗があったようです。18日後に来院、『劇的に調子が良い。朝もすっきりしているし、主人から人が変わったみたいといわれる。怒りなどの感情がうまくコントロールできなかったが、心が軽くなったような気がする。子供も、私の様子を察して甘えてくるようになった』と報告されました」

プラセンタのサプリメントは、家族に光明をもたらした。以後も、この患者さんはサプリメントだけで落ち着いている。

症例3　うつ病(男性、51歳)

この患者さんの初診はX年12月、うつ病での来院だった。

それまでにも休職経験が2回あったが、治療を続けても、3回目の休職の危機を迎える。会社からも、「休職も含めて相談して欲しい」といわれてしまう。

そこで以前とは違う治療を探し、プラセンタ療法を希望する。しかし、注射のために頻繁に来院することはできず、翌年8月からプラセンタのサプリメントによる治療を開始する。

「2週間後、『実感として体調の良さを感じる。倦怠感が取れてきた』といわれました。その後来院された際にも、『徐々に良くなっていると思う。朝起きてからのだるさも少しずつ取れてきているし、会社も休んでいない。以前のような調子の悪さと違い、身体が楽に感じる。これまでは雨の日はだるさがあったが、それもなくなってきた』といわれました」

幸い休職には至らず、その後も治療を続けている。現在も、2ヵ月に1回は診察に来院している。

症例4　うつ病（男性、40歳）

この患者さんの初診はX年9月。うつ病で、抗うつ薬による治療をおこなっていた。

「症状はある程度改善されましたが、時々、改善がいまいちというところが出ていました。自分でプラセンタ療法を希望され、翌年5月からプラセンタのサプリメントの使用を開始しました」

1ヵ月も継続すると打って変わったように元気になり、抗うつ薬は半分に減量できている。サプリメントの効果に驚き、6月初旬からプラセンタ注射も開始する。

症例 5　チェーンソーによる外傷（男性、50歳）

この患者さんは、うつの治療で同院に通院していた。庭の木を剪定しているとき、誤ってチェーンソーで自分の左手の内側を傷つけてしまった。

「チェーンソーでの事故は肉をえぐるため、傷跡が汚くなります。救急で搬送されていますが、搬送先の病院で『とりあえず縫うけど、傷はきれいにならない。多分、手はきちんと機能しなくなる。でも、左手で良かったね』ともいわれています」

来院したのは、負傷7日目（11月8日）だった。

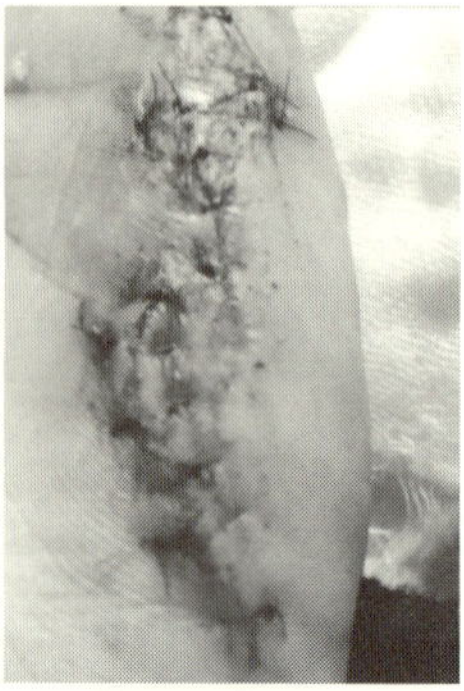

11月8日　来院時

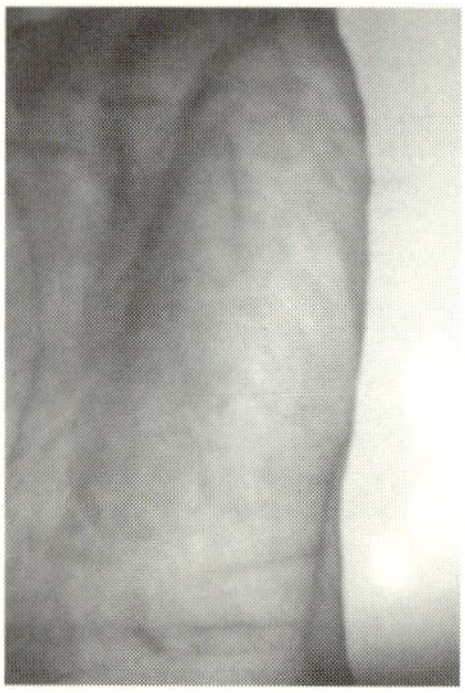

12月21日　41日目

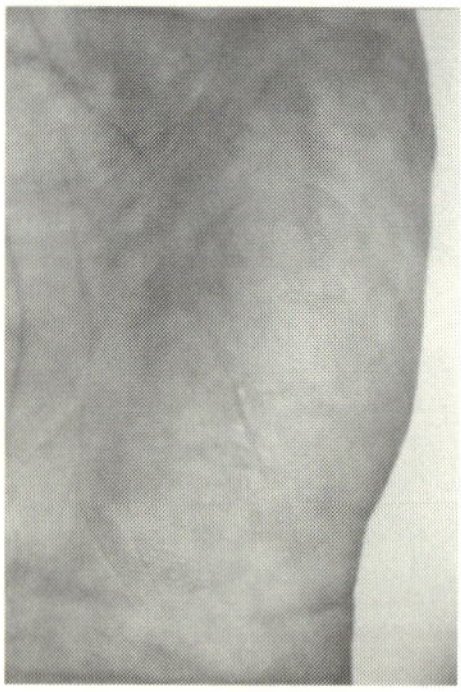

翌年7月10日

この患者さんは、うつの治療でもプラセンタ注射は嫌といっていた。プラセンタのサプリメントを希望して摂り始め、41日目（12月21日）にはかなり改善している。それからもサプリメントを続け、翌年の7月10日には傷跡はほとんど分からなくなっている。

写真を比較すれば、プラセンタのサプリメントの効果は一目瞭然だ。先生が監修したサプリメントは、ここまでの威力を発揮している。

■プラセンタ療法は元気になること、良くなることを楽しむ治療

プラセンタ療法で元気になること、良くなることを楽しみましょう——。

プラセンタ療法を希望する患者さんに、先生はこういっている。現実に、同クリニックには、プラセンタ療法でいろいろな楽しみを味わっている患者さんがいる。

「メンタルに限りませんが、患者さんは何らかの主訴があって来院されます。主訴への効果については『体感してください』というしかないのですが、プラセンタ療法は全身に効果が及びます。期待していないところに効果が出て、それが元気になること、良くなることの楽しみにつながります。治療が苦痛になったら、元も子もありません」

ここで、患者さんから報告された〝元気になること、良くなることの楽しみ〟について

紹介しよう。

●60~70代の女性で、同窓会にいくと、肌の状態を見て「あなた、どうしたの?」と聞かれる。先生が「教えてあげた?」と尋ねると、「若いのは私だけでいいから、教えない」と笑って返事された

●デパートの美容部員につかまり、肌のチェックを受けさせられた。そのチェックで満点がつき、美容部員が絶句した。美容部員から年齢を聞かれたが、「内緒」と返事して帰ってきた

●髪の毛にボリュームが出て、部分カツラを止めてしまった

●お孫さんとプールにいくと、それだけで疲労して何もできない方もいた。プラセンタ注射を開始してから、プールにいっても疲れなくなり、自分からお孫さんにプールいきを誘ったりするようになった。お孫さんも喜ぶし、本人もお孫さんと遊べて喜んでいる。その話を聞いた先生が「楽しいでしょ」と聞くと、「楽しいです」と返事が返ってきた

●毎年風邪を引いていた人が、まったく風邪を引かなくなる。風邪を引かないことが目的で同クリニックを受診する患者さんはまずいないが、家族全員がインフルエンザで寝込むなか、プラセンタ注射をしている患者さんだけはインフルエンザと無縁でいられた。

その患者さんを調べるとウイルスは陽性なのに、症状がまったく出ない。ちょうどワクチンを打ったような状態と同じといえる

●疲労などで免疫が低下すると、毎年のようにヘルペスが出る患者さんがいた。プラセンタ注射を開始してから、ヘルペスがまったく出なくなった

●美容のためにエステに通っていたが、拡大鏡で肌の状態を見て「○○さん、何をやったんですか?」と質問された。それまでエステで何十万も使っていたが、この患者さんはエステ通いを止めている

「一般の治療は医師が選びますが、プラセンタ療法は注射でもサプリメントでも患者さんが選びます。『自分が選んだ治療で状態が良くなったらどう?』と尋ねると、『それはワクワクしますよ』と患者さんは答えます」

メンタル的なものだけでなく、腰痛も、更年期障害も、PMSも、体感として主訴が改善されることは嬉しいことだ。そこに、自分で選んだ結果の〝ワクワク〟が加味される。ワクワクがフィードバックされ、メンタル的な主訴の改善をさらに後押しする——。

稗田先生の話を聞き、プラセンタ療法のメンタル的なトラブルへの効果をこう考えた。この考えは、あながち的外れなものではないだろう。

- メニエール病
- 耳鳴り　◎難聴
- めまい
- 不眠
- 疲労感
- ふらつき　など

プラセンタ療法を先陣に、ＨＢＭ（幸福感・満足感に基づく医療）を提供する

北西　剛 先生（日本胎盤臨床医学会認定医）
きたにし耳鼻咽喉科院長／大阪府守口市

■耳鼻科に応用できるかを検証し、プラセンタ療法を導入する

「きたにし耳鼻咽喉科」は、大阪府守口市にある。

北西先生は、１９９２年に滋賀医科大学医学部卒業。滋賀医科大学付属病院、彦根市立病院の耳鼻科勤務などを経て、２００５年に「きたにし耳鼻咽喉科」を開院している。

同院が提供している治療法は、実に幅広い。

●プラセンタ療法

●ヨガ、アーユルヴェーダ、鍼灸（実際に専門家を呼ぶ）、ホメオパシー

●食事、栄養療法、指導（サプリメント、ファスティング＝断食）

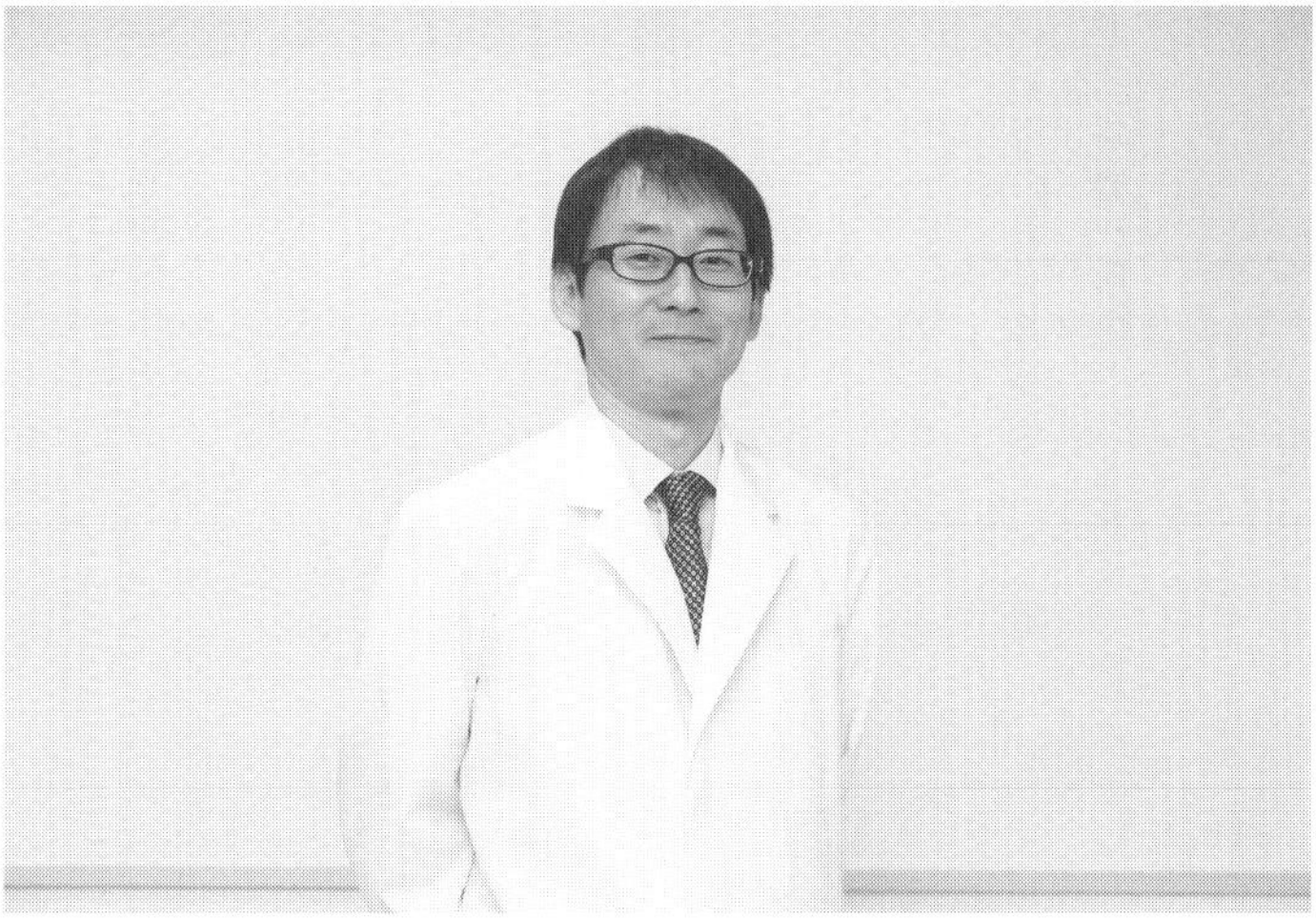

●セルフケア指導、あいうべ体操、鼻うがい（マグネシウム入り）、オイル点鼻、マインドフルネス
●交流磁気治療、還元電子治療
●自律神経調節治療、αスティム

耳鼻咽喉科に、これだけの治療法を準備する必要があるのか……。

真っ先に浮かんだ疑問がこれだった。その答えとして、同院のコンセプトがある。

患者さんの話をしっかりと聞く、分かりやすい説明を心がける、専門医が提案する幅広い治療方法――。

これが、同院のコンセプトだ。

「最近では、いろいろな症状・病気に対して治療に関するさまざまな情報があります。特別に自分で編み出したものではありませんが、それぞれの症状・病気に対して効果が報告されています。内科の病気にはこれが良い、整形外科的にはこの療法が良いというものがありますが、そうしたものを耳鼻科的にはどうかを検証し、耳鼻科的に効果が認められるものを導入しました」

先のコンセプトの最後は「専門医が提案する幅広い治療方法」だった。その治療法を実現するために、ここまで多数の治療方法を用意することになったわけだ。

◘プラセンタ療法を求め、近畿圏全域、四国、山陰などからも患者さんが来院する

プラセンタ療法も、対応できる診療科目が幅広い。内科、整形外科、婦人科、皮膚科、精神科、心療内科、アレルギー科、歯科など、その治療科目はほぼ全科に及ぶ。

先生がそのプラセンタ療法と出会ったのは、いまから10年ほど前のことだ。

「日本胎盤臨床医学会（当時は研究会）の第1回大会に出席し、メニエール病や花粉症など、耳鼻科疾患の効果報告を知りました。これは十分、耳鼻科的に取り入れられると判断しました」

導入に際し、はじめは胎盤製剤ということで、種々のウイルス感染リスクが最も気にな

っていたが、その後、症例数や厳格な製造方法について知り、感染リスクについては不安が払拭されている。

先生がプラセンタを最初に使ったのは、２００９年のことだ。プラセンタを使い始めた症例はめまいやふらつき、耳鳴り、メニエール病などだった。

「当時のプラセンタ療法の報告に、うつなどの症状が改善した報告がありました。めまいや耳鳴りなどでは、症状自体の辛さに加えて、精神的な症状も前面にあらわれてきます。めまいや耳鳴りの治療は、うつの治療にも関連してきます。当然、めまいや耳鳴りの症状改善も期待しましたが、精神的な面の改善も期待して使用を開始しました」

患者さんに使用する前に、先生は自分でも試してみる。腰痛があったが、比較的早期に改善をみたという。最近でも、疲労を感じたときには、サプリメントを摂っている。

同院には、広い地域からプラセンタ療法を希望して患者さんが受診する。

「地元の大阪はもとより、他の近畿圏（京都、兵庫、奈良など）、四国、山陰（鳥取、島根）、それに三重からも患者さんが来院されます。耳鼻科でのプラセンタ療法ということで、東京、埼玉、静岡、福岡などからも問い合わせがあります」

相談は耳鼻科一般が多いが、「他の耳鼻科で通常の治療をさんざん受けたが治らなかった」、「いろいろな診療科にいったが改善されなかった」という相談が多いという。なかには、病院を18軒回ったという患者さんもいる。そうした患者さんがHPや雑誌、本などでプラセンタを知り、プラセンタ療法を求めて来院する。

「そうした方に、改めて同じような薬を処方することはほとんどありません。そうした薬による過去の治療で、効果のないことはハッキリしているからです」

患者さんサイドにしても、過去と同じ治療を求めてはいない。だから、雑誌などでプラセンタ療法を知り、プラセンタ療法に希望を求めて同院の扉を開ける。

■耳鼻科以外の患者さんも、プラセンタ療法を求めて来院する

同院のプラセンタ療法の内訳は、次のようになっている。

●耳鼻科系（耳鳴り、難聴、めまい・ふらつき、メニエール病など）……53％
●整形外科系（脊柱管狭さく症、椎間板ヘルニア、その他疼痛）……19％
●内科系（肝機能障害など）……15％
●婦人科系（更年期障害など）……6％
●皮膚科系（アトピー性皮膚炎、湿疹、美容など）……3％

耳鼻咽喉科である以上、同院に耳鼻科系の病気でプラセンタ療法を求める患者さんが多いことはうなずける。しかし、他科系の患者さんも47％とほぼ半分近くを占めている。

「大阪、まして大都市圏から離れた地域では、プラセンタ療法をおこなっている医療機関の少ないことが考えられます。耳鼻科系以外でプラセンタ療法をおこなっているクリニックが近くにあれば、そこを受診されると思うのですが……」

同院のプラセンタ注射は基本的には上腕の皮下注射としている。他科では肩や腰、お尻に注射することもあるが、耳鼻科診察の流れからも、現在のところ上腕への注射以外はおこなっていない。

「プラセンタ注射にはツボ注射もありますが、当院ではおこなっていません。耳鼻科医での局所注射の経験が少ないこと、整形外科の病気をそれほど多く扱わないこと、ツボ注射でなくとも効果のあることなどが理由です」

標準的な治療スタイルは、開始時は1回2アンプル、週1～2回としている。

早期の効果を期待する場合は1回4アンプル。症状のひどさや辛さに応じ、最初から多めにスタートする場合もあり、その場合は1回6アンプルまで増量する。いずれの場合も、ある程度の回数や期限を決めてスタートする。

「これまでの経験から、3ヵ月目くらいから調子の良くなったケースが多くあります。治療開始時に、『2〜3ヵ月、または10〜15回の治療をおこなって効果判定をしましょう』と説明してから、治療を開始します。その時点で効果をあまり実感できなければ、『中止して、他の治療をしましょうか』と提案する場合もあります」

これまでの患者さん数だが、1〜2回だけ注射を受けて来院しないケースもある。ある程度、継続的に経過が分かっている例だと200例ほどになる。

「あまり困っていない患者さんで、『試しに1〜2回やってください』というケースもあります。1回の注射で改善され、もう来院されないケースもしばしばあります」

いま紹介したように、同院には耳鼻科以外の患者さんも受診し、プラセンタ療法で効果が得られている。そのなかから、耳鼻科領域の症例を紹介したい。

症例1　メニエール病の耳鳴り、難聴、めまい（男性、58歳）

この患者さんは、10年ほど前にめまいの発作があった。

「転勤や出張などで多忙な日々を送り、3年ほど前から左耳の耳鳴り、難聴、めまいで他の耳鼻咽喉科を受診しています。とくに耳鳴りで有名な耳鼻科医のいる病院も受診し、メ

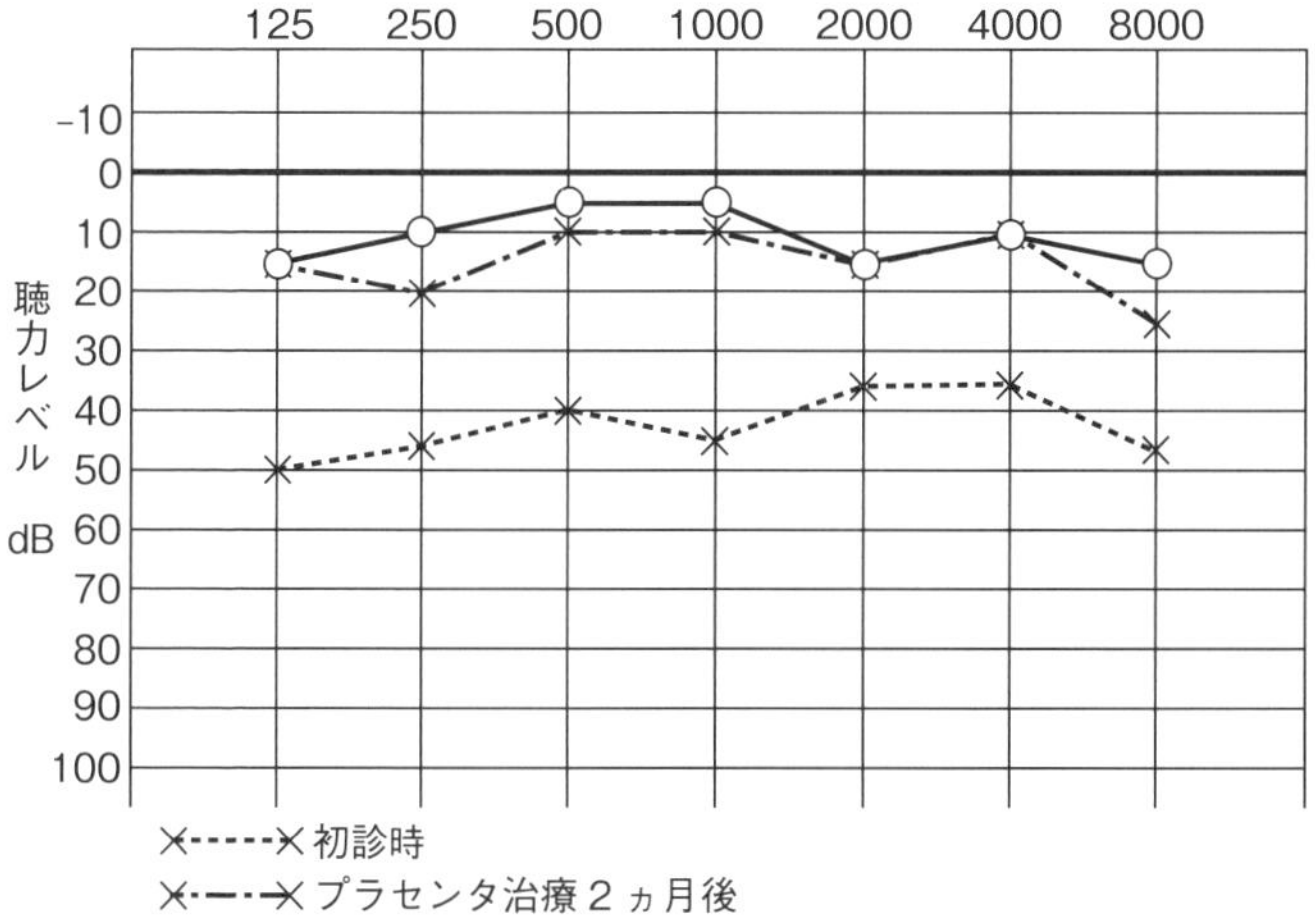

聴力検査のグラフ

ニエール病と診断されていました」

血流改善剤、利尿剤などを処方されたが、病状はまったく変わらない。最後には、「治りません。長くつき合ってください」といわれている。同院の紹介記事を見ての来院だった。

「検査結果と経過から、同じ左メニエール病と診断しました。これまで一般的なメニエール病の治療を受けてきているため、内服薬はいっさい使用せず、患者さんと相談し、プラセンタ療法＋交流磁気治療を開始しました」

プラセンタ注射は1回2〜4アンプル、週に1〜2回継続する。1ヵ月ほど経過すると耳鳴りが徐々に軽減し、その後、ふらつき感も軽くなる。

「治療2ヵ月目の聴力検査では、正常域にまで聴力が回復しました。自覚症状も、すべて顕著に改善しました。『あの耳鳴り専門の耳鼻科医に、治ったぞ！　といってやりたい』といわれていました」

改善後は週に1回、月に1回と徐々に注射回数を減らし、改善後約6ヵ月で注射を終了。その後も数ヵ月間隔で来院、再発もなく調子良く経過している。

症例2　耳鳴り、不眠、疲労感（男性、65歳）

この患者さんは、ある年の12月、風邪を引いた後に突然耳鳴りが出現している。その後、耳鳴りがひどくなって眠れなくなった。疲れきり、大学病院などを含めて数軒の耳鼻科を受診する。しかし、まったく改善はなく、精神科で処方される睡眠剤、精神安定剤などを多く服用していた。

「来院のきっかけは、プラセンタの記事でした。来院時は家族に抱えられて診察室に入ってこられ、何とか問診できるような状態でした」

内服薬はいっさい使用せず、相談のうえ、プラセンタ療法を開始。治療は1回2～4アンプル、週1～2回。1ヵ月半ほど継続したあたりから、耳鳴りが劇的に軽減する。精神科の内服薬も徐々に減薬し、最終的にはすべて中止できている。その後、約6ヵ月継続して治療を終了。終了後4年を経過した現在でも、プラセンタのサプリメントは継続服用している。耳鳴りの苦痛度をあらわすスケールは、最高の5から最小の1になっている。

症例3　ふらつき、両側の耳鳴り（女性、68歳）

この患者さんは、同居家族との関係など強いストレスがあった。それにともなってふらつき、両側の耳鳴りが出現している。他の耳鼻科を受診するが、「年齢相応です」「様子を見てください」といわれ、同院を受診している。

「相談のうえ、内服薬なしで、プラセンタ療法を開始しました。1回2アンプル、1～2週に1回の間隔で、治療を続けました。この方も、約2ヵ月目あたりから耳鳴り症状が顕著に改善され、耳鳴りスケールが4から1になりました」

実は、この方は白内障の手術予約をしていた。プラセンタ療法2ヵ月目に眼科で手術不要といわれ、手術予定がキャンセルになっている。

「白内障の場合、医学的にプラセンタの効果が実証されているわけではありませんが、この患者さんは、眼科医から『手術が要らない』といわれています」

同院では、白内障の評価をおこなっていない。そのため、先生は「白内障が治った」とは報告しないが、それでも手術がキャンセルになったことは事実だ。

◘医療はEBMからNBMへ、そしてVBMからHBMへと進化する

「科学的根拠に基づいたEBMは、質の高い医療が提供できます。しかし、患者さんのすべてに有効ではありません。EBMを踏まえたうえで、NBMが重要視されるようになっています。私は、さらにこれからVBMやHBMというものが大切になるのではと感じています」

EBMはよく聞くが、NBMなどあまり耳慣れない言葉が登場した。ここで、少し説明したい。

●EBM……Evidence－based medicine（科学的根拠に基づいた医療）
●NBM……Narrative－based medicine（病気になった経緯など、患者さんの語りに基づく医療＝対話の医療）
●VBM……Value－based medicine（生活・治療の価値観に基づく医療）
●HBM……Happiness－based medicine（幸福感・満足感に基づく医療）

現在のところ、現代医学ではEBMが主流だ。そこでは、「作用機序（効果のメカニズ

ム)」が最重要視されている。確かに、ＥＢＭの観点からすれば、プラセンタ療法はこれからさらにエビデンスの蓄積が必要かもしれない。しかし、主訴の改善をはじめ、当初は期待もしていなかったさまざまな効果が報告されている。

「他の耳鼻科で治らないといわれたケース、とくに難聴や耳鳴りで劇的に改善されるケースがあります。さらに、耳鼻科以外の領域の病気にも対応できます。この場合、他の診療科での治療を優先させながらになりますが。加えて、とくに皮膚の状態改善など目的以外の症状も改善し、いい意味での副作用があります。そうした魅力から、私の大きな選択肢の一つになっています」

こうしたプラセンタ療法の効果は、患者さんに幸福感や満足感をもたらす。そのポイントを考えれば、ＨＢＭは十分に高い医療といって差し支えない。ＨＢＭは、患者さんが心からの幸福と満足を求める医療像であることは間違いない。だからこそ、患者さんの幸福と満足を願う医師は、ＨＢＭを追求する。耳鼻科系の病気だけでなく、同院にはさまざまな領域の患者さんが訪れる。最初に紹介したさまざまな治療法は、北西先生のＨＢＭを支えている。そうした治療から、患者さんに心からの笑顔と満足がもたらされる。今後とも、プラセンタ療法はその先頭に立って活躍してくれるだろう。

- 更年期障害
- 生理痛
- 生理不順
- PMS
- アンチエイジング

など

美容・健康への意識が高い方が、安全で効果の高いプラセンタ療法を求める

北野原正高先生（日本胎盤臨床医学会認定医）
きたのはら女性クリニック院長／仙台市青葉区

プラセンタのことを知らない医師ほど、プラセンタ療法を拒否する

「きたのはら女性クリニック」は、仙台市青葉区にある。

北野原先生は、１９９０年福島県立医科大学卒業。２００５年に、「きたのはら女性クリニック」を開院している。同クリニックの診療科目は婦人科・内科だ。

働く女性のために健康を届けるクリニック――。

これが、開院時に北野原先生が目ざしたクリニック像だった。

「国分町という繁華街で開業したためにそうしたクリニックを目ざしましたが、現在は、仕事を離れた方に対しても、医療だけでなく、健康も届けたいと考えています。

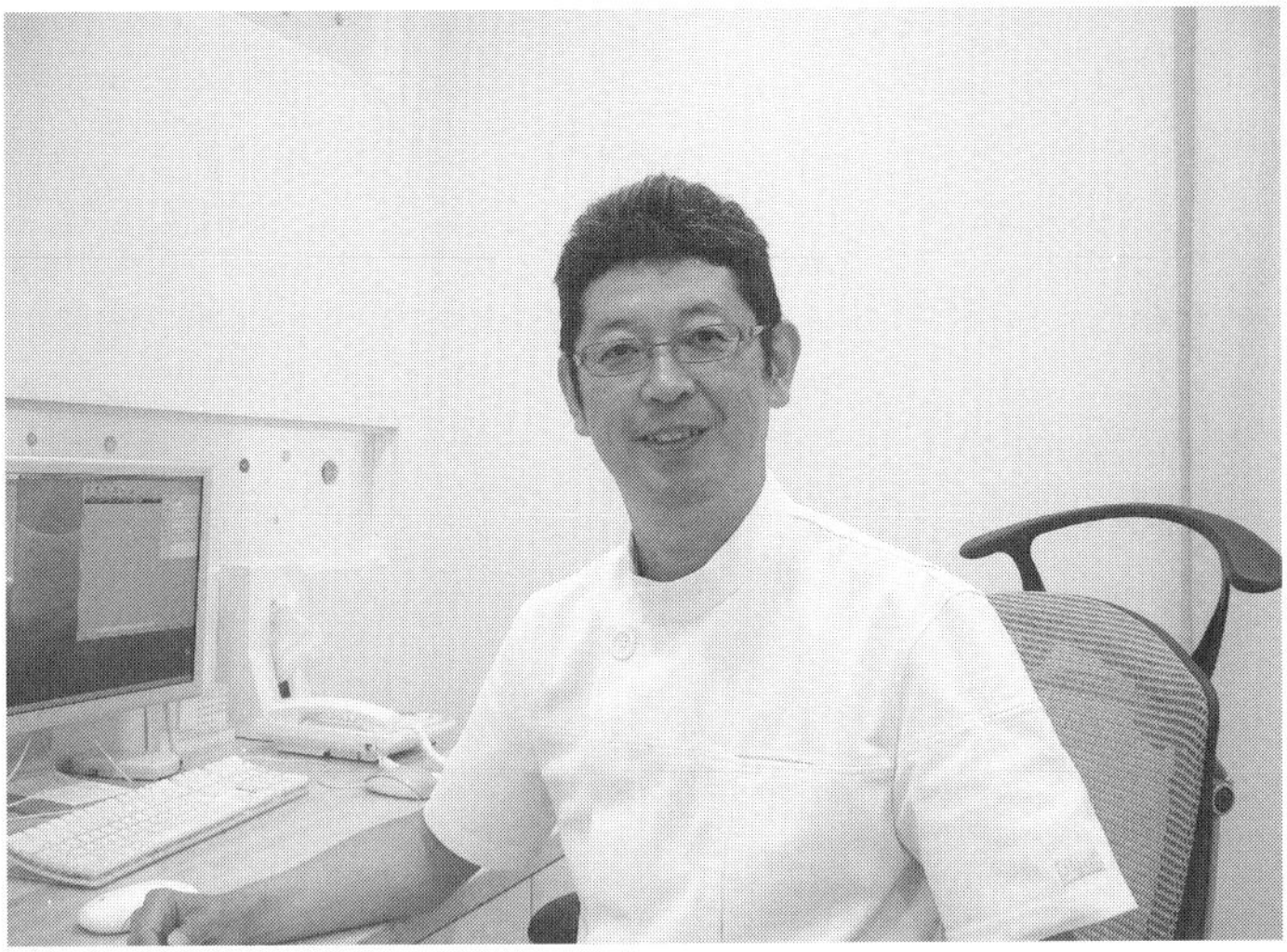

病気でないということと、健康であるということはイコールではありません。より健康になっていただくことに対し、プラセンタや分子整合栄養医学などを活用しています」

同クリニックでは、現代医学による治療（ＨＲＴ＝ホルモン補充療法や低用量ピルなど）のほかに、開院当初から分子整合栄養医学によるサプリメント療法、キレーション療法などをおこなってきた。現在では、そこにプラセンタ療法が加わっている。

プラセンタ療法は当初、美容目的で希望する方に実施していた。更年期障害、生理痛、生理不順、ＰＭＳ（月経前症候群）などに対する効果が認められ、現在では治療法の選択肢として提案するようにしている。希望者のなかには、アンチエイジング目的の方もたくさんいる。

更年期の治療には、ガイドラインがある。しかし、残念ながらガイドラインにはプラセンタ療法も、更年期障害に保険適用となっているメルスモンも掲載されていない。

「現在でも認知されていない部分はありますが、総合病院で働いている医師は、プラセンタ療法のことをほとんどご存じなく、それゆえプラセンタに抵抗感を示すことがあります。かつての私もそうでした」

実際にこんなことがあった。子宮筋腫の患者さんを近くの総合病院に紹介したときに「子宮筋腫の患者さんにはホルモン治療をしないほうがいい」と言われたことがあるのだ。よくよく話を聞いてみると、紹介先の医師はメルスモンをホルモン剤であると誤解していたのだ。産婦人科医師の多くがプラセンタの知識がないのである。

■間隔を開けずに10本くらいは注射を続けて欲しい

先生がプラセンタを知ったのは、開業を決意したときのことだ。

「大学での研究は、周産期といって妊娠出産についての研究でした。開業前は分娩も手術も実施していましたが、ビル診療のクリニックとなると、分娩も手術もできません。そのときに何ができるかと模索するなかで、プラセンタのことを知りました」

実は、北野原先生の知り合いの医師に、胎盤埋没療法をおこなっている医師がいた。ただ、当時はその治療に関しては不安と抵抗感のようなものがあったという。

「胎盤埋没療法が実際に効果があるのは知っていたのですが、実践するにあたっては、胎盤入手に関しての安全面、法律的な問題、実際の治療に関してもトラブルが起こった場合、ちゃんと対処できるのかなど、不安があったのです」

しかし、調べたところ、適応疾患こそ違うが、2種類の胎盤抽出エキスの注射薬が厚生労働省から保険適用薬として認可されていることを知る。効果も、報告されていた。

2種類の注射薬に関して、先生の不安は払拭された。2種類の注射薬を準備し、自分とスタッフから試して治療を開始している。

「開業当初、プラセンタ療法に関しては、ホームページに載せていただけで特に告知はしていなかったのですが、プラセンタを希望して来院する方が多くいらっしゃったのには驚きました。健康や美容への意識が高い方、不定愁訴に悩み他院で治療を受けても改善しない方々が、プラセンタ治療を選んでくださいました。通院中の患者さんも院内の冊子やパンフレットを見てプラセンタに興味を持ち、話を聞きたい、実際に受けてみたいという方もいらっしゃいました」

プラセンタ注射は上腕の皮下・筋注が基本になるが、打つ量が多い場合は、お腹などにも場所を変えて打っている。先生も、自分で使用する場合はお腹に注射している。

「更年期障害の場合、全国的に見れば注射回数は平均週1〜2回（保険の場合はメルスモン注射薬を1回1アンプル）が多いと思います。最初のうちは間隔を開けず、10回くらい続けていただくように話をしています」

先生は10回くらい使用した段階で症状に対する効果を確認する。その後、効果を維持するための投与間隔は「自分の症状と相談して、調子が良いときは間隔をあけて、悪いときは間隔を短くしましょう」と話し、注射の間隔は患者さんの調子に合わせて決めてもらっている。

■プラセンタは、スポーツチームの監督やコーチのようなもの

先生の医療のなかで、プラセンタ療法と分子整合栄養医学は重要な位置を占めている。

「実は、最初に自分やスタッフにプラセンタを注射しても、効果を感じることはありあ

りませんでした。私も今よりは10歳ほど若かったですし。

ただ仕事をしていると、体調の悪い状態が出てきます。私はお酒も好きで、飲みすぎとか睡眠不足などのとき、プラセンタの効果を実感するようになりました」

プラセンタ注射は、調子が悪いときに大きな効果がある。調子の良いときは、それほどの効果を実感しない。プラセンタには、崩れたバランスを元に戻すという調整作用があり、そのため体調が悪いときほど効果がある。このことは患者さんにも伝えるようにしている。

栄養療法とプラセンタ療法について、先生は次のようなたとえ話をする。

「野球やサッカーのチームでいえば、プラセンタは監督やコーチだと思っています。監督やコーチが選手を的確にコントロールしてあげることで、チームの成績が上がる。でも、実際に試合をするのは選手です。選手が悪いチームに良い監督やコーチをつけても、いま一つ効果が上がらないものです」

先生のいう〝選手〟とは、栄養のことになる。糖質の摂り過ぎや、鉄や亜鉛のミネラル、タンパク質（アミノ酸）、ビタミンなどの栄養素だ。

「監督やコーチがいかに優秀でも、選手が不足したり能力が劣っているようでは、良いチームにはなりません。ですから、栄養状態がある程度しっかりしている人に、プラセンタ注射は高い効果を出します。もともと栄養がきちんと取れていない人に使用した場合、ある程度は改善されますが、効果はいま一つのように感じます」

アプローチが異なる二つの療法を組み合わせることで、相乗作用から大きな効果が上がる。だからこそ、この二つの療法は先生の〝強み〟となっている。

「栄養療法とプラセンタは、どちらから始めてもＯＫです。チームを強くするために、プラセンタ（監督やコーチの補強）から始める手もあります。栄養療法（選手の補強）から始める手もあります。どちらから始めるかは、患者さんに決めてもらいます」

ただし、先生は「これをやりなさい」とは決していわない。患者さんが本を読んだり、クリニックに置かれているパンフレットなどからこうした治療をおこなっていることを知り、質問されて、治療の話に入っていくことが多いという。

二つの治療法の話はこれくらいにして、更年期障害とＰＭＳについてのプラセンタ注射の症例を紹介する。

症例1　更年期障害（女性、55歳）

この患者さんは、1年ほど前にのぼせ、冷や汗、頻尿、疲れやすさを訴えて来院している。閉経は49歳のときで、友人に紹介されての受診だった。

「当初からプラセンタ療法を希望していましたが、E2（エストラジオール）は7・0未満でした。そこで、プラセンタ注射（1回1アンプル）を開始しました」

約2ヵ月間は週2回、その後は週1～2回だった。注射を打ち始めて5回目頃からのぼせ、冷や汗、頻尿が消え、1ヵ月後には疲れやすさも解消している。

「10ヵ月後にはE2は35・4と上昇し、数値の変化を予測していなかった私としては意外でした」

E2がなぜ上昇したのか……。その理由は分からないが、このことと更年期障害の改善とが無関係とは考えにくい。

症例2　更年期障害（女性、57歳）

この患者さんは、51歳で閉経している。約1年前にのぼせ、冷や汗、不眠、うつ症状を訴えて来院している。

「かなり症状が強く、仕事にも支障があり、休職中でした。E2は、7・0未満でした。そこ初診時にボセルモンデポーを筋注したことで、うつ症状以外は改善が見られました。そこでHRT（ホルモン補充療法）を選択し、その約2ヵ月後に、本人の希望でプラセンタ注射を開始しました」

注射は、1回1アンプルを週3〜4回おこなう。約2ヵ月後には、仕事が可能になるまで回復する。その後、6ヵ月目にはHRTを中止し、プラセンタ注射だけになっている。治療開始1年後、E2は32・2まで上昇している。

症例3　PMS（女性、24歳）

この患者さんは、大学生の頃からPMS症状が出現している。イライラ、集中力低下、意欲の低下、頭痛、むくみ、疲れやすいなどの症状に悩んでいたという。

就職し、仙台に転勤した頃から症状が悪化する。仕事に支障をきたすようになり、生理前には欠勤しがちになる。

「生活指導と低用量ピルで頭痛、むくみ、疲れやすさは改善しましたが、イライラ、集中力低下、意欲の低下はあまり改善しませんでした。そこでプラセンタ注射（1回2アンプル／週1〜3回）を開始しました」

すると、次の生理前（注射開始から2週間後）から訴えていた症状が改善する。イライラも改善して、意欲も向上し、仕事を休むこともなくなった。その後は落ち着いている。

■40～50代の方のプラセンタ療法の目的は更年期障害の改善

いま、更年期障害とPMSの症例を紹介した。

同クリニックでは、プラセンタ療法を選ぶ患者さんの年齢構成のデータを取っている。同クリニックの受診者は20代が最も多いが、20代のプラセンタ療法希望者は2％程度。しかし、40～50代では約40％（40代前半が32・8％、40代後半が49・2％、50代前半が41・2％、50代後半が39・3％）、60歳以上では半数以上（54・3％）がプラセンタ療法を希望している。

その目的を見ると、全年齢を通じて「美容・アンチエイジング」が最も多く、40～50代では「更年期障害」が突出して増えている。

更年期障害の改善のため、プラセンタ療法を受けたい。プラセンタ療法に希望をたくしたい……。

このデータから、こうした患者さんの切実な気持ちが十分にうかがえる。

更年期障害が主訴の場合、同クリニックではプラセンタ注射以外にHRT、漢方治療も

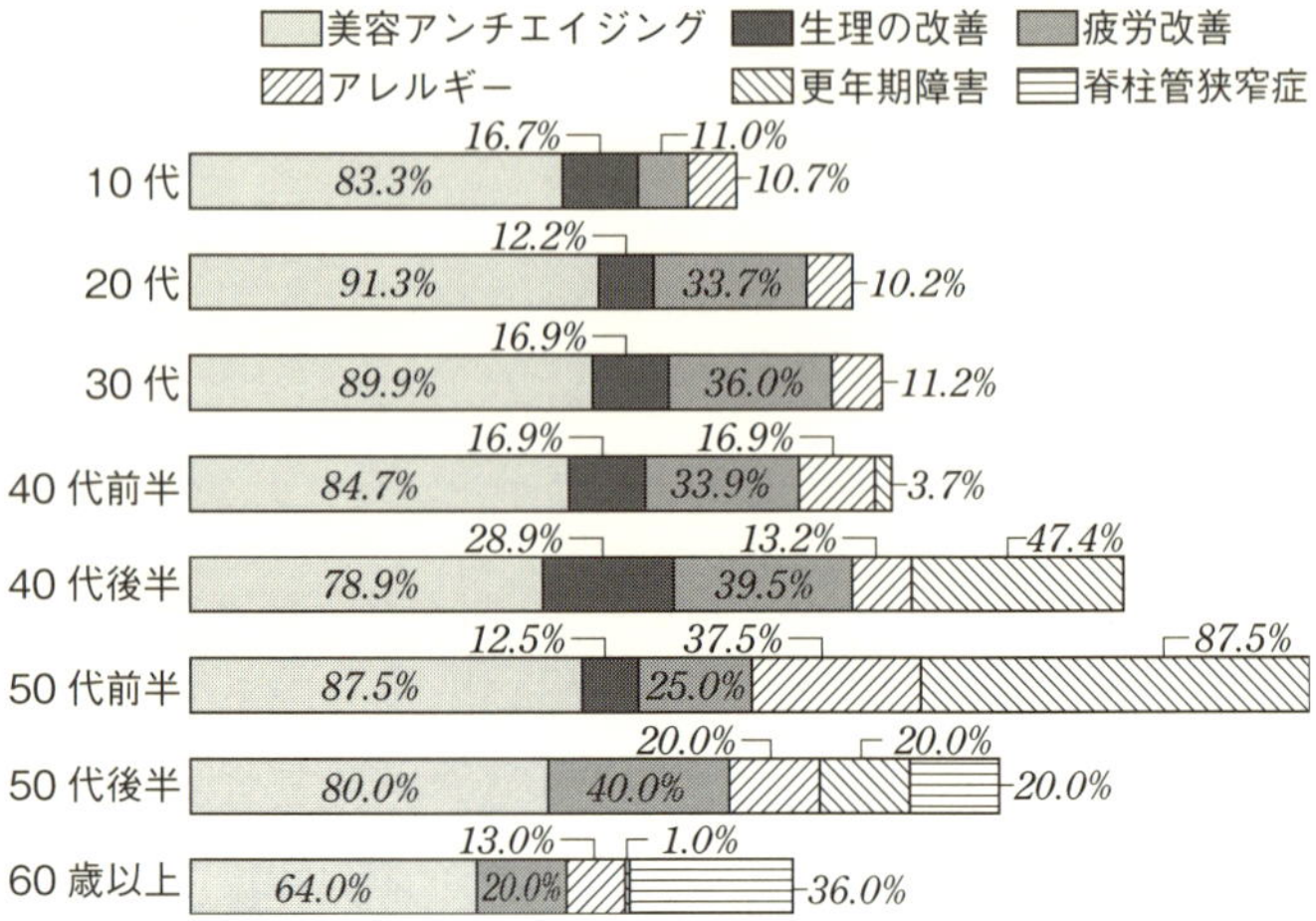

プラセンタ療法の目的

提案する。

「三つの治療法のうち、HRTは効果が高いが抵抗がある。漢方は、抵抗がほとんどないけど効果も低そう。プラセンタはその中間と考える方が多いようです。どれか一つを選んで治療を始める方もいれば、二つを組み合わせる方も、中には三つの治療法をすべて受けてくださる方もいます。他に栄養療法を勧めることもありますし、症状が強い場合、抗不安薬や睡眠導入剤を併用することもあります」

併用になると、どの治療法に効果があったか分かりにくいことになる。医師として、その点はどう考えるのか。

「確かにそうですが、患者さんが不定愁訴から免れて、不安がなくなり満足できるかどうかが最大のポイントです」

併用している場合、良くなった段階で、先生は少しずつ治療を減らしていく。

たとえば、プラセンタとＨＲＴと漢方の３つの治療を併用したとして、症状が改善してから、漢方を外してみたらどうか、ＨＲＴを外してみたらどうか、プラセンタを外してみたらどうかという方法を取る。本人がこのまま維持したいときは、３つとも併用したままでもかまわないという。

「ＨＲＴは早めにおやめになる傾向があります。ＨＲＴは5年以内の使用であれば乳がんのリスクは高くならないことを説明していますが、心配なのでしょうね。ＨＲＴを5年以上続ける場合は、十分に説明したうえで注意を払いながら続けるようにしています」

女性ホルモン低下による諸症状が更年期症候群である。女性ホルモンを補うことで、更年期の状態を、時間をかけてソフトランディングさせる。ＨＲＴはそのため有効ということだ。

プラセンタ療法に、ＨＲＴのような不安点はない。安心して継続できることもまた、プラセンタ療法のすぐれたところといえる。

- シミ　- シワ
- 美白
- アトピー性皮膚炎
- 掌蹠膿疱症
- 乾燥肌
- 冷え性　など

プラセンタ注射の単独治療の他、美肌治療との組み合わせによる効果も追求する

渡邊千春先生（日本胎盤臨床医学会認定医）
千春皮フ科クリニック院長／さいたま市浦和区

■時代の変化で美容皮膚科は女性だけの専科ではなくなっている

「千春皮フ科クリニック」は、埼玉県さいたま市浦和区にある。診療科目は一般皮膚科、小児皮膚科、美容皮膚科、形成外科となっている。

渡邊先生は、１９９３年に東京医科大学卒業。同大学皮膚科、板橋中央病院皮膚科医長、東京医科大学皮膚科助手を経て、２００３年に肌クリニック大宮院長、２００８年から肌クリニックベルビー赤坂総院長。２０１２年、千春皮フ科クリニックを開院している。

実は先生自身、幼少時代にアトピー性皮膚炎に苦しんでいた。

「アトピーの症状は見た目に現れますから女性として気になるところです。自身のアトピ

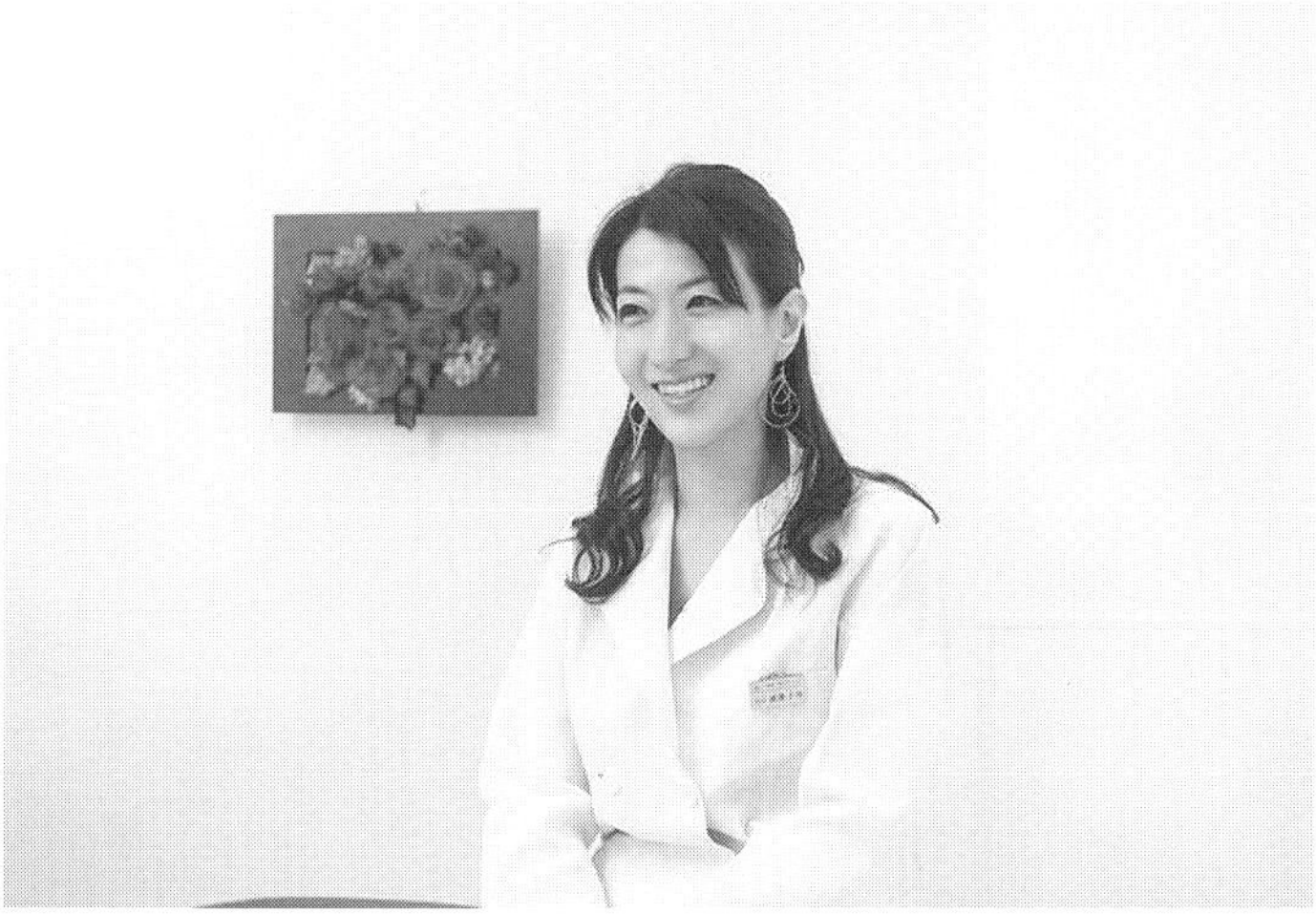

ーを解決したいという思いから皮膚科医を目ざしました。肌の悩みはさまざまでその症状を治すことはもちろんですが、見た目が少しでも変わると明るくなり前向きになれます。男性、女性の患者様問わず女医としてきめ細やかな治療を目ざしています」

治って終わりではなく、予防ケアも含めその先のスキンケア指導やアンチエイジングまで肌をトータルにケアしていく。これが渡邊先生の診療スタイルだ。

治療をおこなうにあたり、肌に関してどのような悩みがあり、どう改善したいのかをじっくりと聞き、その人の本当の肌の美しさを最大限引き出すために、時には患者さんの「こうしたい」に対してプロとして「こうしたほうがいい」と別の意見をいうこともある。

それは「本来のその人らしい肌の美しさを引き出す治療を目ざしているから」と。

「年々、美容皮膚科のニーズは高まっています。年齢もさまざまで男性の美意識も高まってきています。男性で多いのはヒゲの脱毛やにきび、シミのケアです。小学生の女の子でさえむだ毛で悩む時代。親子で訪れ悩みを解決されています」

現代は老若男女を問わず美容皮膚科を求める時代。若い女性ばかりがターゲットの時代ではないということだ。

◘効果の実感から、プラセンタ療法はリピーターが多い

現在、同クリニックでは、次のような目的でプラセンタ注射を活用している。

●皮膚科での使用目的……アトピー性皮膚炎、湿疹、じんましん、掌蹠膿胞症、乾燥肌、乾癬など

●美容皮膚科での使用目的……シミ、シワ、美白、若返り、保湿作用、赤み、線維芽細胞活性作用（コラーゲン、エラスチン、ヒアルロン酸の産生）など

「私がプラセンタと出会ったのは、現在から12年以上も前のことです。生物製剤との観点

から多少の不安はありましたが、肝機能障害や更年期障害で保険適用の医薬品になっていること、昭和40年代から使われていて、副作用の報告が非常に少ないことより、正しく使用すれば大丈夫だと認識しました」

新しい療法を導入する際、渡邊先生は必ず自分で試している。

「第一に安全性、次に効果ですが自分や家族に安心して使えるものでなければ、患者さんにも使えるものではないと考えています。私の場合、肩こりや冷え性に加えて美容目的もかねて使用してみたのがきっかけです」

クリニックにプラセンタ療法を導入したことは、先生自身がその効果を実感したからに他ならない。もちろん現在も、先生は毎週、自分にプラセンタ注射をしている。その結果、疲労回復や冷え症の改善、寝起きも良くなり風邪を引きにくくなったなどの免疫力アップを感じていて、肌トラブルもなく美肌をキープしているとのこと。

また、同クリニックでは女性の薄毛相談も多く、コラーゲン、エラスチン、ヒアルロン酸の産生を促す線維芽細胞活性作用により育毛効果も期待できるとプラセンタ注射を用いている。ただし、同クリニックの場合、プラセンタ注射は自費診療で行っている。

「例えば、美肌目的でプラセンタ注射をした患者は、そのほか精神的に楽になった、疲れにくくなった、風邪を引きにくくなった、調子が良くなったなど、いろいろな声が聞かれます。男性も女性もリピート率も高く、何かしらの効果を感じておられるのだと思います」

ここで、同クリニックで定期的にプラセンタの注射で治療している男性の患者さんのお話しを2例ご紹介する。

●男性（30代）

重度の肩こりで受診し、プラセンタ1アンプルを1～2週間に1回の間隔で継続した結果、1ヵ月後より症状の改善を実感した。治療開始後4ヵ月後も症状が安定しており、その結果、今後もプラセンタ療法を続けたいとのこと。

●男性（50代）

疲労がひどく、プラセンタ注射を1週間に1回、3アンプルをおこなった。1ヵ月後より効果を実感した。その他、肌のきめが整う、肌の張り・つやも感じている。この方も、プラセンタ療法の継続を希望している。

その他の患者さんも継続を希望する方が多く、これはプラセンタの効果を実感しているからに他ならない。次に、同クリニックのプラセンタ注射の症例を紹介する。

症例 1　アトピー性皮膚炎（女性、20代）

この患者さんは月1回の通院で、タクロリムス、ステロイド、保湿剤の外用をおこなっていた。症状が安定しないため、プラセンタ注射（1回4アンプル／週2回）をおこなう。約2ヵ月で発疹が少なくなり、肌の赤みも和らいでいる。

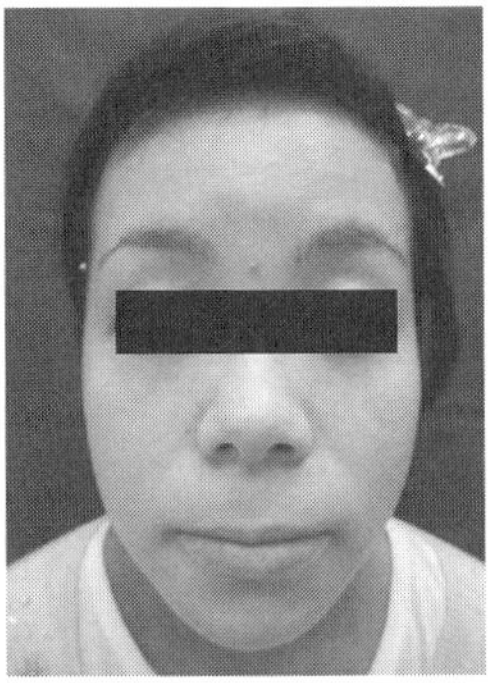
2ヵ月後

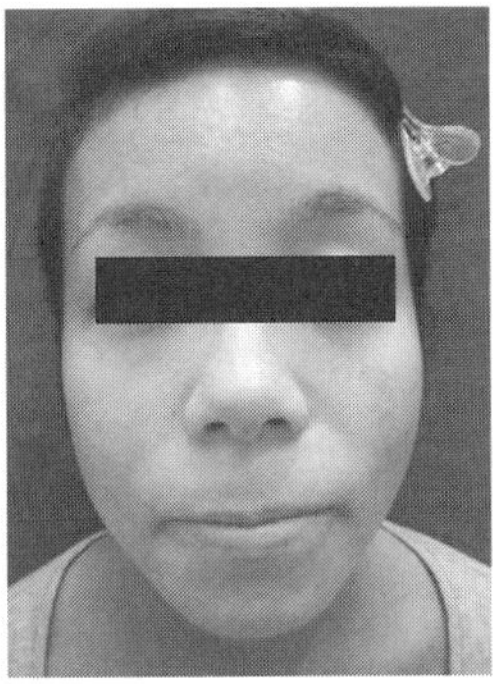
治療前

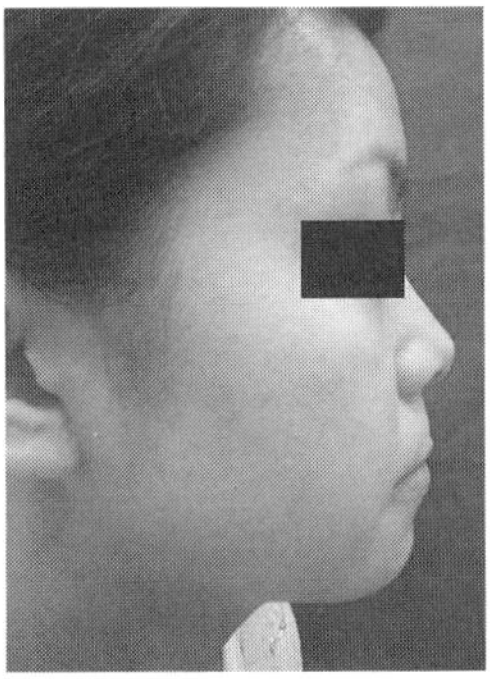
2ヵ月後

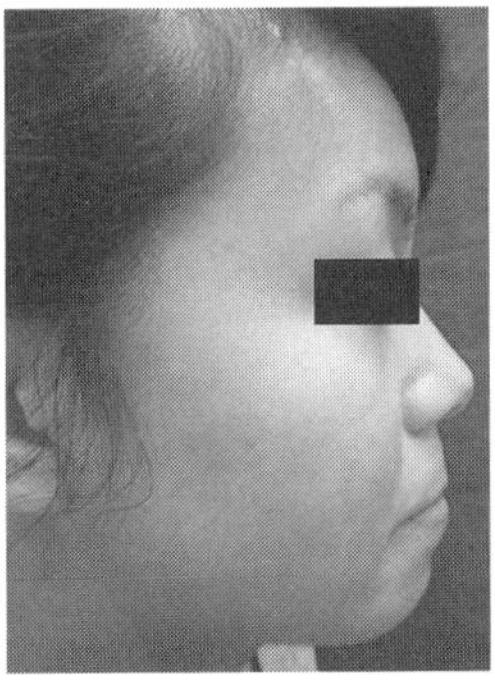
治療前

症例2　アトピー性皮膚炎（女性、40代）

この患者さんも、治療抵抗性のアトピー性皮膚炎で症状が安定しないため、プラセンタ療法を追加した。プラセンタ注射（1回4アンプル／週2回）をおこなうと、やはり約2ヵ月で痒みも発疹も大幅に改善し、肌の色が白くなっている。

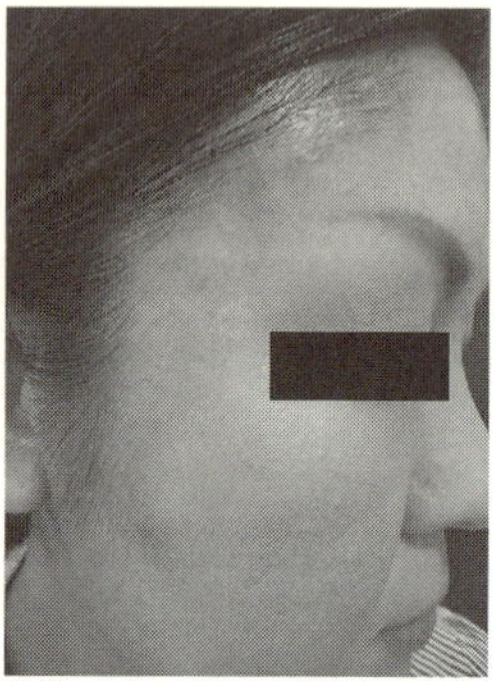
治療前

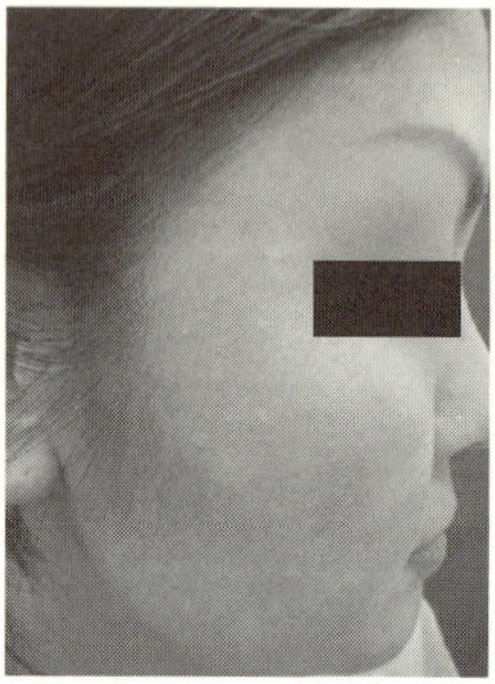
2ヵ月後

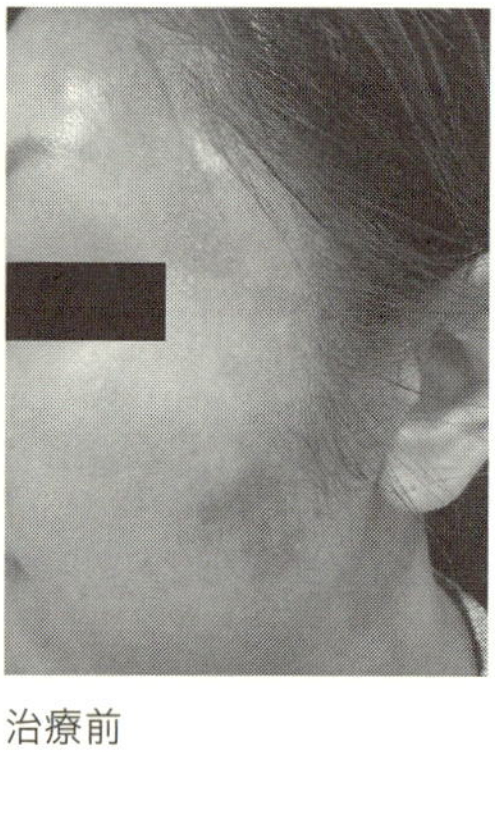
治療前

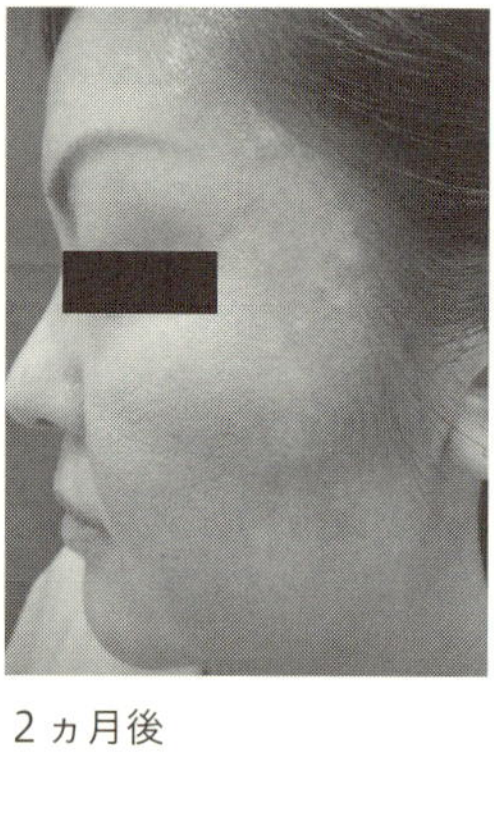
2ヵ月後

症例3　アトピー性皮膚炎（女性、30代）

この患者さんも、ステロイド外用剤や抗アレルギー剤、内服などの治療をおこなったが難治性で症状が安定しなかった。そのため、プラセンタ注射（1回4アンプル／週2回）を併用すると約2ヵ月で外見が改善され、ステロイド外用剤の使用を減らすことができた。

「外見の改善だけでなくTARCの数値が2ヵ月で1481pg／mlから264pg／ml、5分の1に大幅に改善されました。TARCはアトピーの重症度を表す血中のマーカーで劇的な改善となりました。

TARCは450pg／ml以下は正常で700pg／ml以上は中等度以上になります。治療は500pg／ml以下を目ざします」

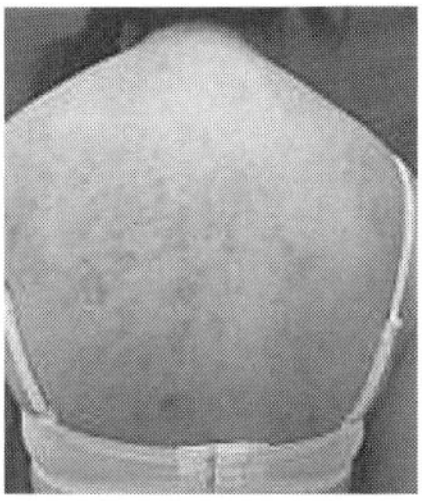
治療前

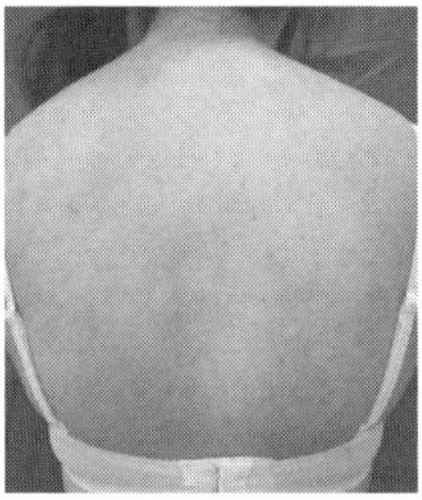
2ヵ月後

症例4　アトピー性皮膚炎（女性、30代）

この患者さんは、ステロイド外用剤などで軽快・増悪を繰り返して症状が安定しないため、「皮膚が固くなって痒い」と受診している。その訴えの軽快を目標にプラセンタ注射

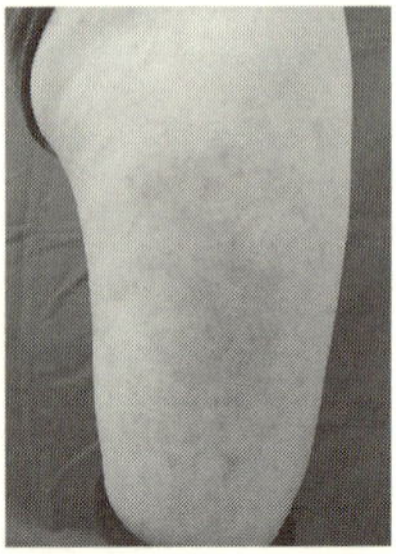

治療前

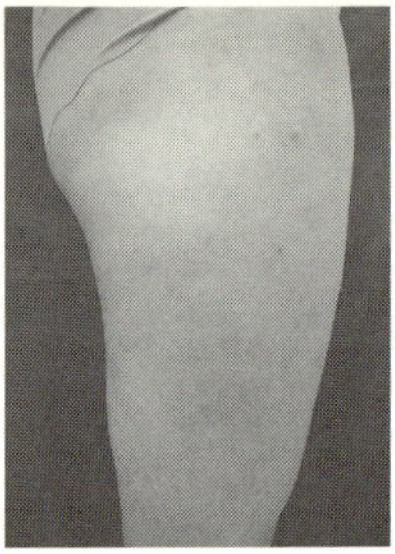

治療後

（1回4アンプル／週2回）を施行した。1ヵ月後より、ステロイド外用剤を中止しても痒みが改善した。

「痒みが止まり、掻くこともなくなったため、肌も良くきれいになって喜ばれていました」

症例5　掌蹠膿疱症（男性、50代）

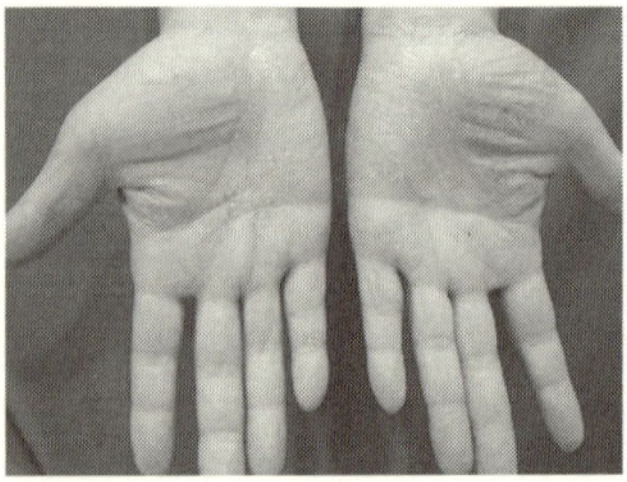

治療前

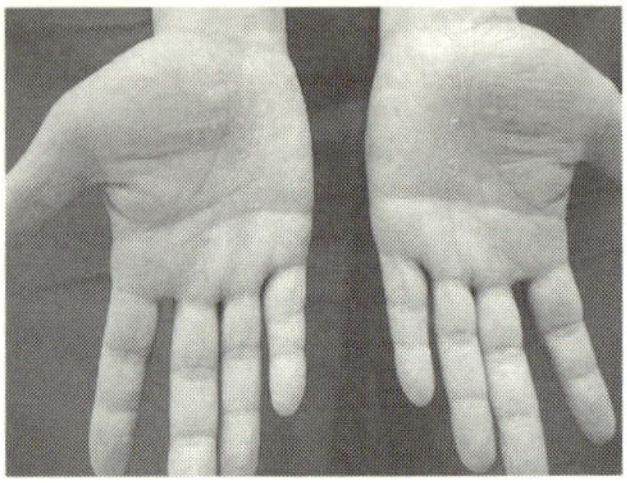

2ヵ月後

この患者さんは、他医院でなかなか改善がみられなかったが、プラセンタ注射（1回4アンプル／週1回）をおこなうと、2ヵ月で病状が軽減している。実際の病状を見ればその変化が良く分かる。

■さまざまな美肌療法と組み合わせ、プラセンタの魅力を活かす

ここまでは、プラセンタ注射単独の話だった。

同クリニックでは、プラセンタを用いたイオン導入、エレクトロポレーション、ＦＮＳ（フラクショナルニードルセラピー）などをおこなっている。

まず、「イオン導入」。これは電気の反発力を利用し、真皮内に有効成分を導入する方法だ。実際の治療では、プラセンタ注射薬（４ml）と同量のビタミンＣの５％水溶液を混ぜ合わせる。

この水溶液をシートマスクに十分染み込ませたうえで、患部に密着させて電極を接続し、電流を徐々に上げていく。患者さんがチクチクするという少し前で電流を固定し、５～15分通電する。

この方法で、外用の２００倍の浸透力が得られるとされている。

「ビタミンＣとプラセンタを別々に用いるより、同時に導入することで美白効果が高まるというデータがあります」

「エレクトロポレーション」は、皮膚に電気パルスをかけることで細胞膜に微小な穴をあけ、プラセンタや高濃度ビタミンＣ、上皮細胞成長因子などの有効成分を効率よく浸透さ

せる方法だ。

最後の「FNS（フラクショナルニードルセラピー）」は、毛髪よりも細い医療用の無数の針を皮膚に刺し、非常に小さな傷をつくり、その刺激で皮膚を活性化させる。この小さな穴より、プラセンタなどの有効成分を効果的に導入することができる。

「この治療法はニキビ跡、毛穴、シワ、シミ、毛孔性苔癬などに効果が期待できます。当クリニックでは薬剤としてプラセンタやヒアルロン酸を導入しています」

また、同クリニックではオリジナルコスメ『Chiharu-Beaute』より化粧水、美容液、クリームの「プラジュネーションシリーズ」を開発。

「Beaute」は美しさ、「プラジュネーション」はプラセンタとリジュビネーション（若返り）の造語。その名のとおり、プラセンタエキス（馬）、ヒアルロン酸、コラーゲン、フラーレンなどアンチエイジングには欠かせない成分が入っており人気の商品だ。

同クリニックで、プラセンタ療法を受けた患者さんに、治療の目的を尋ねたアンケートをおこなった。

それによると、最も回答数が多かったのは『アンチエイジング』だった。

「アンチエイジングにはいろいろな意味が考えられます。やはり、一番の期待は『見た目

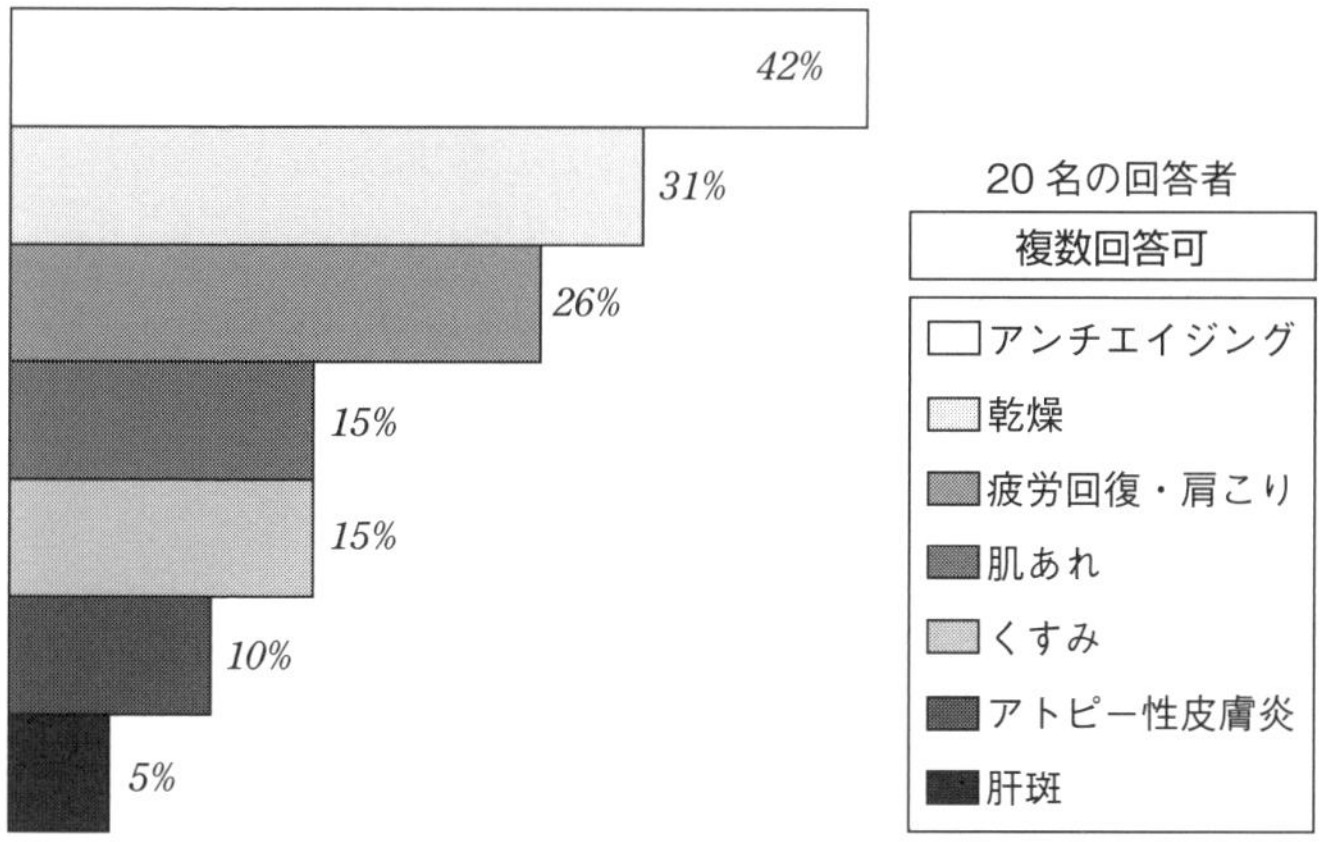

プラセンタ治療の目的

を良くしたい』とか『若々しく、元気でありたい』ということだと思います。

プラセンタはいろいろな診療領域で非常に多くの目的で使用されていますが、なかでも皮膚科はその使用効果が分かりやすい診療科といえると思います。皮膚科での使用は、その効果が目に見えて分かりますから」

今後、女性でも、男性でも、アンチエイジングの希望はさらに高まっていくに違いない。プラセンタ治療と他の治療法との併用は、アンチエイジングや美肌の領域でますます拡大していくことだろう。

◎肝斑　◎色素斑
◎アンチエイジング
◎慢性疲労
◎更年期障害
◎アトピー性皮膚炎
など

現代医学では治療が難しい肝斑で、プラセンタ注射は絶大な効果を発揮した

上野正樹先生（日本胎盤臨床医学会認定医）

上野医院院長／長野県長野市

■プラセンタ療法の目的は慢性疲労、アンチエイジング、肝斑、美肌が多い

「上野医院」は、長野県長野市にある。診療科目は外科・整形外科、美容外科、美容皮膚科だ。

上野先生は、1979年昭和大学医学部卒業、同大学形成外科教室に入局。1984年から愛知県西尾市西尾市民病院外科勤務のほか、長野市や北海道の病院などで約12年間にわたって外科部長を歴任する。1994年に上野医院を開院している。

「外科と美容外科が中心ですが、以前は外科が6割、美容外科が4割でした。現在は、半々の割合になっています。理由として、アンチエイジングや働く女性の外見向上意欲などか

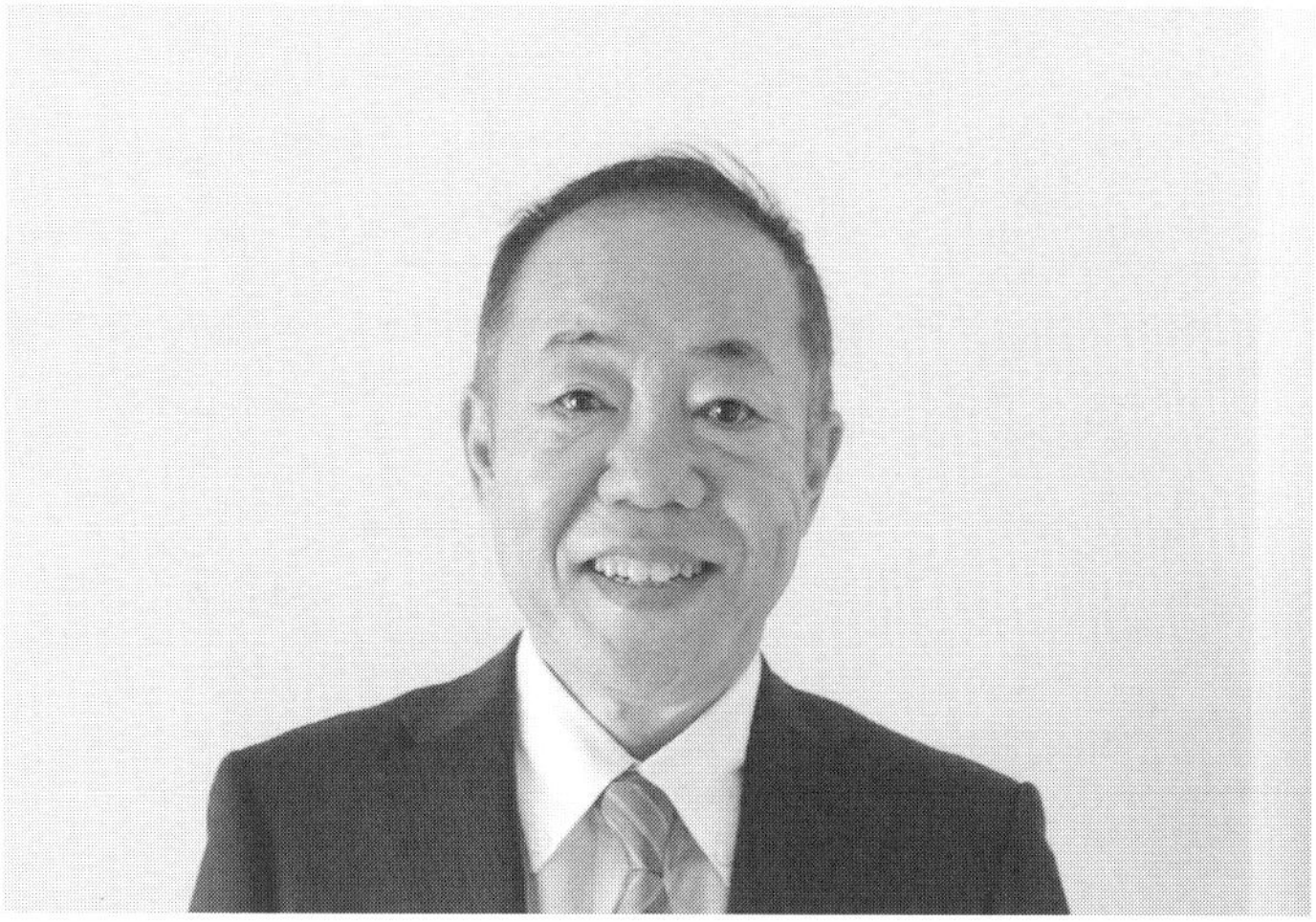

ら、40～50歳代の女性が美容外科に関心を持つようになったことが考えられます」

プラセンタ療法（注射）は慢性疲労、アンチエイジング、肝斑、美肌が目的の来院が多い。注射と内服の併用を希望する患者さんも多く、注射に抵抗を感じる患者さん、頻繁に来院できない遠方の患者さんでは、内服を希望する患者さんも少なくない。

「いろいろな方が見えます。なかには、『1ヵ月先に娘の結婚式があるので、それまでに肌を何とかしたい』という方もいました。いくらプラセンタが良いからといっても、やはり限界があります。少なくとも、3ヵ月程度は続けていただきたいものです」

西洋医学とプラセンタの真ん中に患者さん

がいる——。

先生は西洋医学による治療もおこなっており、プラセンタと西洋医学のイメージをこう表現する。その先生がプラセンタを知ったのは17年ほど前、北九州市小倉の行徳英明先生（行徳クリニック院長）に紹介されている。

「行徳先生から、『疲れに非常に良く効く』と教えていただきました。自分でも試してみたところ、疲労感が取れ、回復力もあり、それから自分で使い続けました。患者さんに勧めはしなかったのですが、いつの間にか、口コミでプラセンタ注射を希望される方が増えていきました」

当時、先生は頭の上のほうまで白髪で真っ白だった。プラセンタの余禄といってはなんだが、白髪が減り、老眼にも効いたという。

「皮膚系の病気で来院した女性の患者さんでも皮膚のトラブルが解消されたほか、白髪が減り、髪の毛がフサフサになってきたケースもあります」

こうした例を、先生は〝プラセンタからの贈り物〟と表現している。

プラセンタ療法を開始以来、上野先生の症例は４０００例ほどにも達している。

美容外科でプラセンタ注射をおこなう場合、自由診療になる。成人の場合は１回３アンプル、子供の場合は2アンプルを皮下注射している。

注射する部位は、お尻が多い。お尻は痛いという患者さん、あるいは痩せていてお尻の皮下組織が薄い患者さんは上腕に注射している。

■プラセンタ注射は、厄介な肝斑に大きな効果を発揮した

「人によってはたかがシミといってすまそうとしますが、シミは加齢変化の象徴です。女性にとっては非常に深刻な問題です。というのは、女性は化粧をしながらシミに気づくのですが、やがて化粧では隠し切れなくなる現実と直面するからです」

シミ治療は心のケアとイコール――。

上野先生はシミ治療をこう表現し、「心のケア」という面から見直すことが必要だという。

- ●シミを「気にするな」といっても、本人は気になる
- ●化粧しても隠せなくなる
- ●孫に描かれた似顔絵に大きなシミがあり、愕然とした
- ●40歳を過ぎたら、シミが急に増えた。気になって仕方がない
- ●毎朝、鏡を見るのがつらい

●気分がうつうつ

●食欲不振、不眠、動悸

「こうしたことから、私は、『シミ治療は心のケアとイコール』といっています。そのシミですが、ひと口に〝シミ〟といってもいろいろな種類があります」

そばかす、老人性色素斑（日光黒子）、肝斑、脂漏性角化症、日光角化症、ある種の皮膚がん（悪性黒色腫＝メラノーマ、基底細胞がんなど）、両側性遅発性太田母斑、炎症性色素沈着……。

これらがみな、一括していわゆるシミといわれる。

「皮膚の色素沈着の治療は、ピーリングあるいは外用薬、レーザー、内服薬に大別されます。とくに、近年はレーザーによる治療が主役となっていますが、肝斑にレーザーは効きません。むしろ強い炎症性色素沈着を起こし、色が濃くなることもあります」

肝斑は主に30歳以上の女性の額や頬に左右対称に、割と均一に出現する。しかし、下まぶたの皮膚には出現しないのが特徴だ。淡褐色の色素斑で、境界は鮮明だ。

しかも、肝斑だけを単独で発症するケースは少なく、肝斑＋老人性色素症＋ソバカスなどを混合しているケースが多い。複雑なケースが多く、治療が難しい。

「妊娠・出産時や更年期、ピル内服中にも出現することがあり、日焼けで悪化します。ホルモンの変調が基礎にあると考えられていますが、原因はまだ不明です」

その厄介な肝斑に、上野先生はプラセンタ注射を用いて効果を上げている。

肝斑に対するプラセンタの効果について、先生は、２００１年に中国の大連で開催された「日中合同美容外科学会」で、「肝斑におけるプラセンタエキス注射を用いた複合療法」という演題で報告している。対象は、ピーリングやビタミンC内服といった従来の治療法では無効だった女性４人だ。この方たちに3ヵ月間、紫外線量の少ない時期にプラセンタ注射（1回1アンプル／週2回）をおこない、デルマト・スペクトロメーター（メラニン色差計）でメラニン数値を測定している。

「測定の結果、20～30％ほど全員のメラニン数値が下がりました。プラセンタには抗酸化作用、血行促進作用、抗炎症作用、内分泌調整作用などがある。これらの作用が有効に働いた結果、メラニン数値が低下したと考えられます」

報告から15年を経過しているが、肝斑に対する効果として、現在でもその内容は決して輝きを失っていない。

次に、先生の症例のいくつかを紹介する。

症例1 肝斑、更年期障害(女性、51歳)

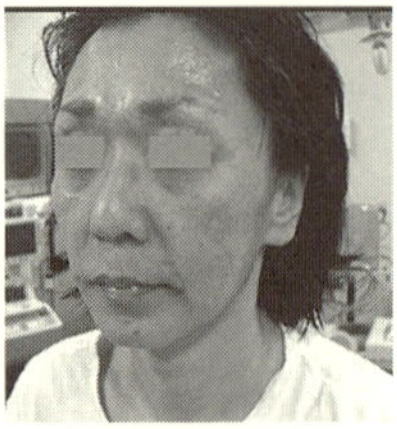

肝斑の経緯−1

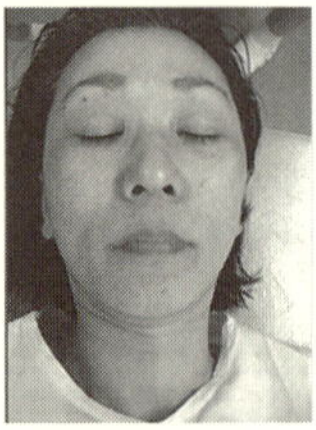

肝斑の経緯−2

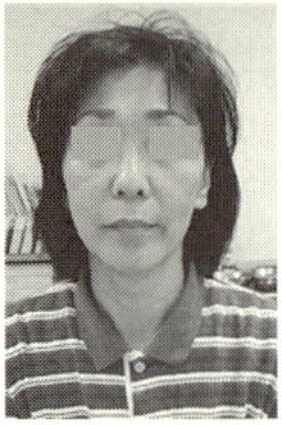

肝斑の経緯−3

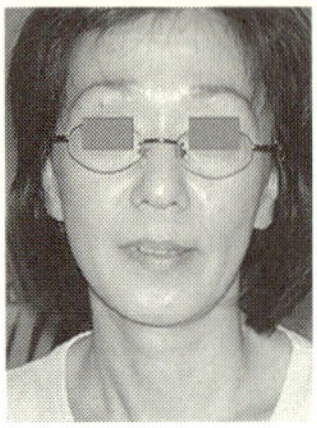

肝斑の経緯−4

この患者さんは、先生が大連の「日中合同美容外科学会」で報告した患者さんの一人だ。

「ピーリングのみでは効果は一時的でしたが、プラセンタ注射でシミが抑えられ、やがて肝斑は治りました。肝斑になりにくい体質を獲得したと思われます」

肝斑が治ったあと、更年期障害のため、この患者さんは継続的にプラセンタ注射（1回1アンプル／毎日）をおこなうようになっている。

「この方は、更年期障害で現在も通院を続けています。初診の肝斑治療から数えると、治療年数は15年になります」

長い治療年数だが、効果が実感できなけれ

ば通院しなくなる。これだけ通院しているということは、本来の目的以外のさまざまな効果を実感していることもあるに違いない。

症例2　肝斑、色素斑（女性、32歳）

初診時、この患者さんは色素班も肝斑もあったが、プラセンタ注射を開始して5年経過した段階ですっかり消えている。この患者さんも治療開始から15年を経過しているが、再発防止目的で現在も通院を継続している。

症例3　アトピー性湿疹、花粉症（女児、7歳）

この患者さんは、0歳からアトピーがあった。初診はX年7月26日。

アトピー性湿疹で全身を掻きむしり、4月から数ヵ所の皮膚科に通院していた。改善されないどころか、かえって悪化してしまう状態だった。

「この子は『掻きむしるととても気持ちが良い』といい、掻くことの快感が固定していました。そのため、抗ヒスタミン剤の効果は限定的でした。そこで、5回のプラセンタ注射（1回2アンプル、週3回）を勧めました」

X 年10月25日

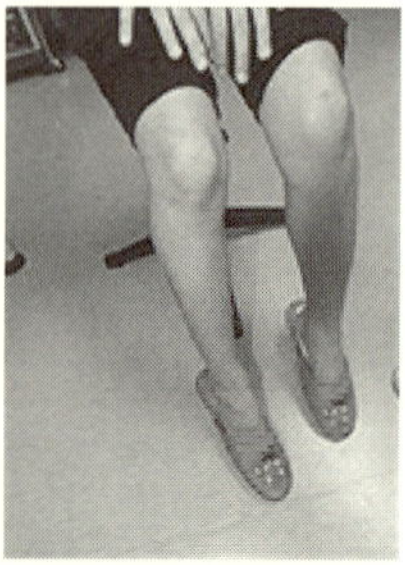

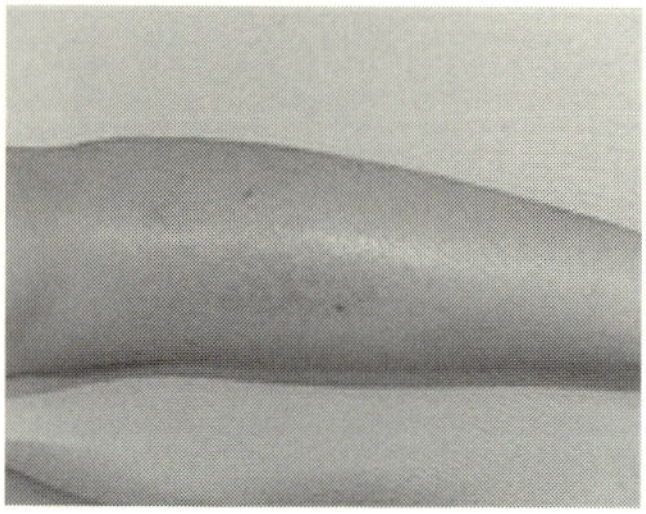

翌年４月30日

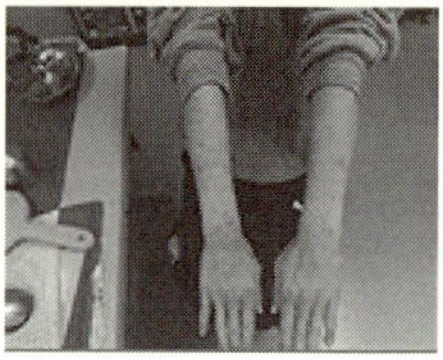

11月22日

同年7月26日、7月28日、7月31日、8月2日、8月5日とプラセンタ注射をおこなう。5回目を終えた時点で、この子は効果を実感している。

「聞いてみると、『痒さが違ってきた』と答えが返ってきました。お母さんも同意見で、『激しく掻きむしる行為はなくなった』といわれました」

そこで先生は、週に1回程度の注射でこの状態を維持していくことを勧める。8月12日、8月20日、8月30日、9月6日、9月13日、9月20日、10月2日、10月25日、11月22日と通院してプラセンタ注射を続ける。

年が明けた4月30日には、下肢の状態が劇的に改善する。

「お母さんからも、『ボコボコ血まみれになるほど掻きむしっていたのが、見違えるように劇的に改善された』と報告を受けました。痒みはまだ少しあるため、皮膚科で処方される薬はときどき飲んでいるとのことでした」

以後も、花粉症の痒み（5月）、プールにいってときどき痒くなったとき（7月）、涼しくなって肌が乾燥したために掻いたとき（9月）などにプラセンタ注射を希望して来院し、そのつど2アンプルのプラセンタ注射をおこなっている。

■肌トラブルでは、家庭でおこなうスキンケアと来院治療の二つがある

症例は、プラセンタ注射薬によるものだ。注射薬以外に、プラセンタ関連ではサプリメント、内服薬、化粧品などがある。先生は、来院時には注射を打ち、自宅ではサプリメントや化粧品の同時併用を勧めている。

「患者さんから、『どれが一番良いですか？』と聞かれますが、どれが一番ということはありません。プラセンタはどれもみな良いものですから、併用を勧めています。自分が一番気になるものを中心にして選べば良いでしょう。

注射は、自分が気になるときに打つ。継続的に飲むのであればサプリメントや内服薬、

部分的には化粧品を使用するといったアドバイスになります」

家庭で毎日おこなうこと（正しいスキンケア）と、来院しての治療の二つがある。家庭で正しいスキンケアをおこなわないと、治療で良くなってもすぐに再発する――。

肌トラブルに関し、先生は患者さんによくこう説明する。

「若い女性に注意して欲しいことに、洗顔過剰があります。肌をきれいにしようとして洗顔剤で1日に3回も4回も洗うと、皮膚を保護している角質が全部取れてしまいます。有名な皮膚科の男性の教授が、皮膚学会で、『もったいなくて、私は顔を洗ったことがない。顔を洗うなどとんでもない』といった話もあります。

油汚れが避けられない職場以外に、現代人の場合はそれほど油汚れするような仕事は少ないものです。風呂の水蒸気で十分に汚れは取れるので、あまり一生懸命に洗顔しないほうが良いと思います」

女性の肌トラブルの原因には、化粧もある。「化粧をしたまま眠らないこと、化粧は控え目にすること」も患者さんにいう。男性でも、間違ったケアがあるという。たとえば、吹き出物で抗生剤を15年も使った例がある。

「自分でも良くないと頭では自覚しているのですが、抗生剤を使うと一時的に良くなるため、やめられないのです。その悪循環を、どこかで断ち切る必要があります。男性は毛深く、ばい菌が毛嚢に入ります。吹き出物には、顔の脱毛を試みると効果があります」

スキンケアの話を聞いたところで、先生の口から意外な話が飛び出した。

「日本で製造されるプラセンタ注射薬は、抽出技術と滅菌技術と安全性が評価され、ロシアでも使用されています。海外で美容用途のプラセンタの需要が急拡大しているため、日本でも注射薬は入手困難になっています。

匹敵するような生物製剤があれば良いのですが、そうしたものは日本にはありません。ヒト以外の胎児製剤の注射液はフランスにありますが、ヒツジの胎児の腎臓や心臓を使ったもので、ヒトの胎盤製剤ではありません」

これは取材時の話で、現在は事情が好転しているかもしれない。しかし、今後、国内外ともに需要増が予想される。

プラセンタ注射薬の品薄は、医師も、希望を託す患者さんも困った事態になる。製品の性質から急な増産は難しいかもしれないが、プラセンタ療法を円滑におこなうために、製薬メーカーには安定提供に一層の努力を払って欲しいものだ。

Placenta therapy

第 3 部

普通の注射以外にも、効果が確かなプラセンタ療法

整形外科・婦人科の領域で、プラセンタのツボ注射は大きな効果を発揮する

長瀬眞彦先生（日本胎盤臨床医学会認定医）
吉祥寺中医クリニック院長／東京都武蔵野市

プラセンタ療法は全患者さんの6割にも及ぶ

長瀬先生には、第1部で日本胎盤臨床医学会の理事長として話をうかがった。

長瀬先生は、1994年順天堂大学医学部卒業。JR東京総合病院内科、順天堂大学医学部放射線科を経て、1999年タニクリニック副院長、2001年鉄砲洲診療所副所長を歴任、2006年に吉祥寺中医クリニック院長に就任している。

吉祥寺中医クリニックは、東京都武蔵野市吉祥寺本町1丁目　古谷ビル5Fにある。同クリニックの初代院長は中医学の第一人者といわれた張瓏英先生で、長瀬先生は3代目院長になる。

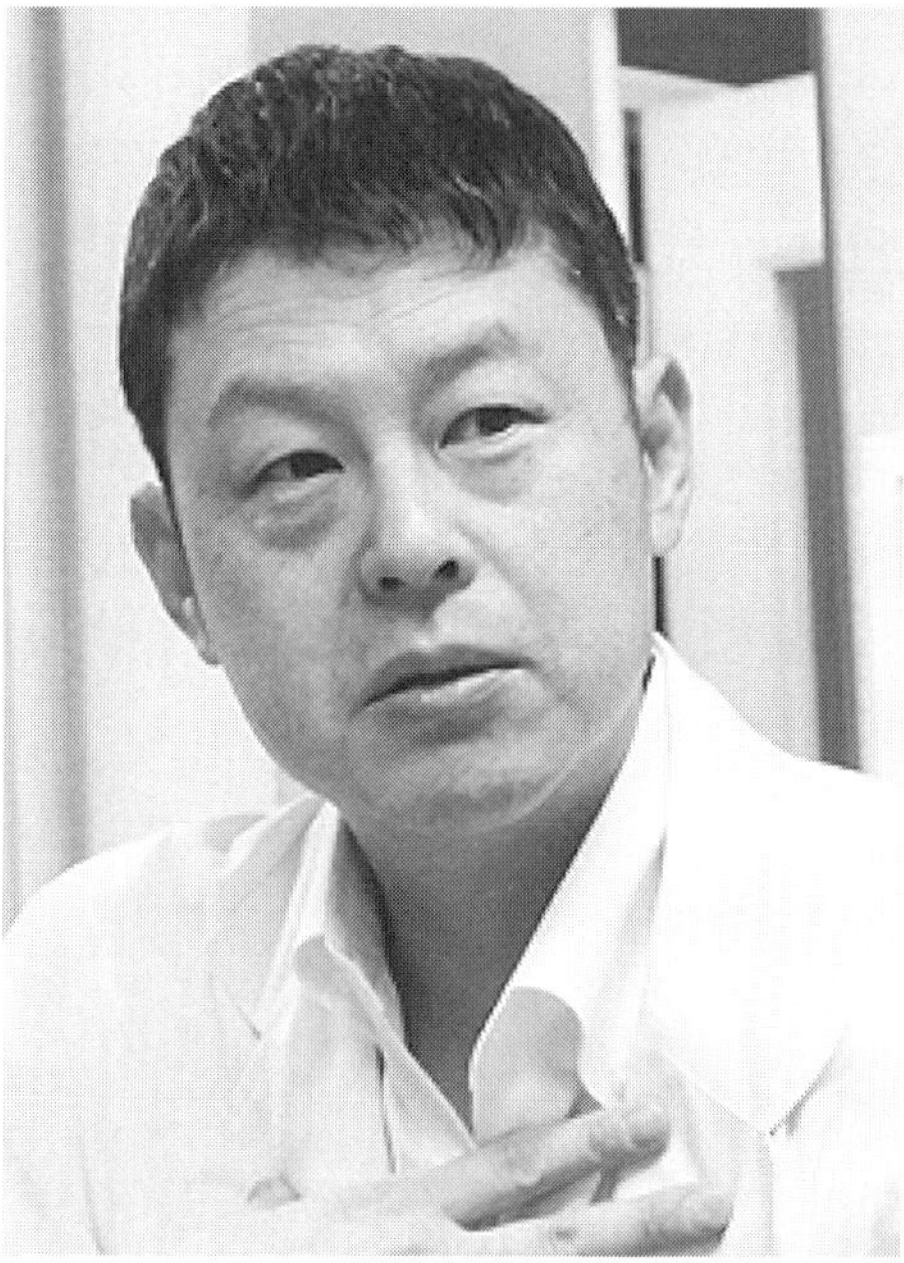

クリニック名に冠されている〝中医学〟とは「中国の伝統医学」のことだ。基本的な治療法としては漢方薬（生薬）と鍼灸がある。これが日本に伝わり、「漢方」と呼ばれる日本の伝統医学の源となっている。

先生が本格的に中医学の勉強を始めたのは、医師になって5年目の1998年頃。JR東京総合病院から、母校の放射線科にもどったときだ。同クリニックでは、東洋医学、なかでも中医学を治療法の柱にすえている。同時に、プラセンタ療法にも力を入れている。

●病気は同様でも、患者さんによってかなり差があることを実感したこと（同病異治）
●実際の臨床では、公式通りにいく場合がかなり少ないと感じたこと

●自分自身が針刺し事故でC型急性肝炎にかかり、インターフェロンで回復したが、激しい副作用（倦怠感、発熱、体重減、皮膚の白化など）で西洋医学的治療のデメリットを感じたこと

この3点が、先生が西洋医学から中医学を志した大きな理由だ。

同クリニックではまず、漢方を処方する。様子を見ながら鍼、またはプラセンタ注射（皮下・筋注）を追加するのが基本となっている。

「当クリニックでは、東洋医学による治療が8割、西洋医学による療法が2割といったところです。東洋医学の内訳は中医学が7割、日本漢方が1割ほどです」

プラセンタ療法は、全患者さんの6割ほどになっている。病状によって中医学とプラセンタ療法を併用することもあれば、プラセンタ療法を単独でおこなうこともある。プラセンタ療法単独より、中医学との併用のほうがやや多くなっているという。

■ツボ注射には持続性があり、鍼治療の間隔をあけることも可能になる

一般のプラセンタ注射は、皮下・筋肉の注射だ。同クリニックでは、この注射以外にツ

ボ注射もおこなっている。

「痛みなどに対しては、プラセンタのツボ注射を優先させます。それ以外の内科的な病気、婦人科的な病気では、まず皮下注射をおこないます。あまり改善が見られない場合、ツボ注射に切り替えます。これが普通の形です」

ツボ注射では、鍼灸治療で使用する〝経穴（ツボ）〟に注射する。経穴は、経絡上に点在する「気と血の通り道」とされているポイントだ。

また、ツボ注射では〝阿是穴〟にも注射をする。阿是穴を分かりやすく説明すると、「指で押すと患者さんが『あ、そこがいい』と訴える穴という意味で、西洋医学のトリガーポイント（圧痛点）になる。

「ツボは、流派によってその数が異なりますが、全身に約３６０穴が分布しています。鍼灸治療では、鍼や灸を用いてツボを刺激し、病気を癒やします。ツボ注射の場合、用いるツボの数は40～50穴程度です」

同クリニックでは、いろいろな病状にプラセンタのツボ注射をおこなっている。

●整形外科的なもの……腰痛（変形性腰椎症、ギックリ腰＝急性腰痛症、坐骨神経痛、脊柱管狭さく症、腰椎すべり症、椎間板ヘルニア）、頸肩症候群、肩こり、背部痛、膝関

節痛など

●婦人科的なもの……月経不順、月経困難症、子宮筋腫、更年期障害、不妊症

●内科的なもの……気管支喘息、急性上気道炎、胃痛、片頭痛、頭重など

●眼科的なもの……疲れ目、ドライアイなど

ツボ注射は、気管支喘息や婦人科系（子宮筋腫、更年期障害など）に高い効果が見られる。とくに、整形外科的なものに高い効果を発揮している。

ツボ注射には、効果の持続性が長い特長もある。また、ツボ注射をおこなうと、鍼治療が週2〜3回必要な状態なら週1回に、週1回必要なら2週間に1回というように、治療間隔をあけることも可能になるという。

先生は、得気を得ることを目安に、ツボ注射をおこなっている。「得気」というのは、「鍼や灸がツボに有効に作用しているときに、患者さんが主としてその部位に感じる心地よい重苦しさやしびれ、痛みなど」を指す。

「ツボ注射って、どれくらいの深さまで鍼を入れるの？　どれくらいの量を注射するの？」

ツボ注射では、ここを気にする方もいるだろう。まず、深さについてだ。

「ツボの場所により、打つ深さは異なります。肩に肩井というツボがありますが、ここは

深すぎると気胸の危険性も出てきます。肩井などでは、入れても1cm足らずです。前胸部などではもっと浅く、0・3cm程度です。腰痛などで腰に打つ場合、けっこう脂肪が多い場所ですから、深く入れないとツボに当たりません。この場合は、2cmほどになります」

では、注射量はどうなのか。

「一つのツボに、0・5〜1mlを目安にします。患者さんにより、ツボに当たった感触は違います。そこがすごく感じる、痛くて気持ち良いというところまで薬を入れますから、場所によっては1・5mlくらい入れることもあります。場所と深さにより、量は違ってくるわけです」

ただし、先生は得気を目安に注入しているため、そのつど、注入量は多少なりとも増減している。次に、数多くの症例のなかから、対症が異なる3例を紹介する。

症例1　更年期障害（女性、52歳）

この患者さんは、のぼせ（発汗）、心配性（ドキドキ感）、だるさ、花粉症などを訴えて来院している。既往症として虫垂炎、真珠腫性中耳炎があった。

「診断の結果、更年期障害と診断がつきました。2年ほど前に閉経し、その後徐々に先の

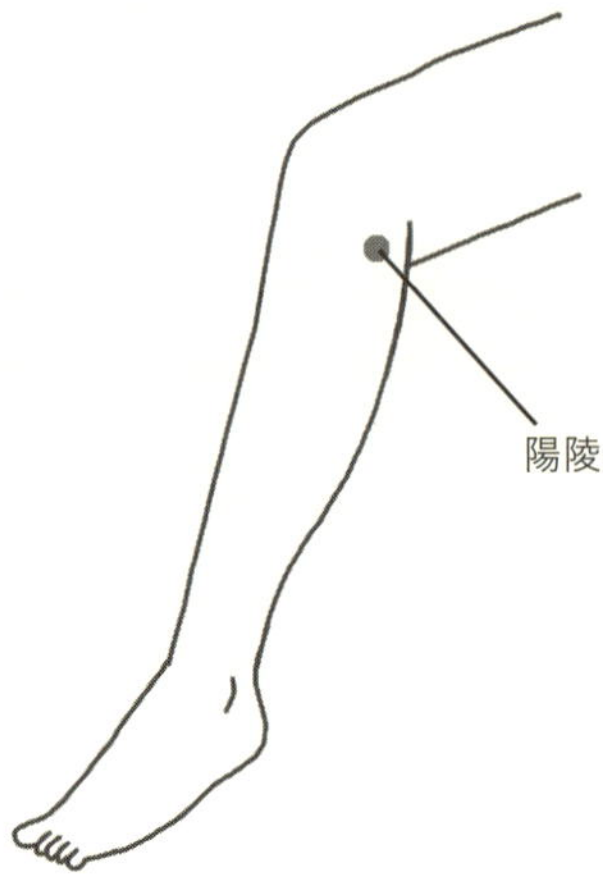

ような症状が悪化し、日常生活に支障が出ていました」

当初は漢方薬治療をおこなっていたが、期待したような効果がなかった。4ヵ月経過してから、プラセンタの皮下注射を週2回開始している（1回1アンプル）。5回目にはのぼせ、発汗、だるさが軽減する。その後、時間を追うごとに順調に症状は軽くなっていくが、翌年2月に症状が少し悪化する。

「そこで、両足の陽陵泉へのツボ注射に変更しました。陽陵泉は腓骨頭の前下縁に位置し、自律神経系のツボとされています。清肝胆、疏筋絡、利関節、疏肝利胆の効果があります」

両足の陽陵泉に0・5ccずつ週1回打ち始めると、次第に症状が軽くなっている。

症例 2

片頭痛（女性、54歳）

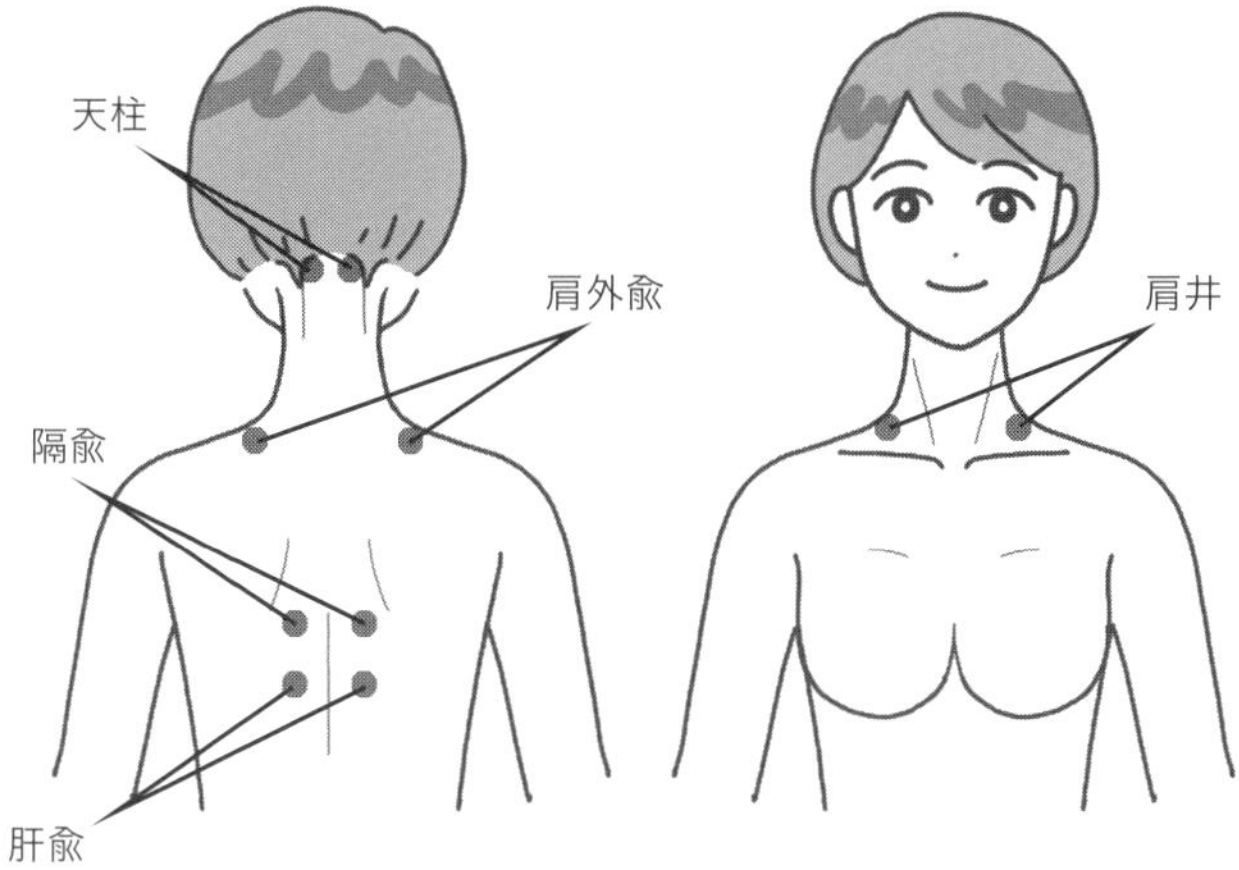

この患者さんは、産後から25年間、吐き気・嘔吐をともなう頭痛に悩まされていた。頭痛は月に数回起こり、発症するとその後は数日動けない。月経周期に関連して症状は悪化していた。

片頭痛と診断がつき、最初からツボ注射（週1回）がおこなわれた。使用したツボは天柱、隔兪、肝兪、肩井、肩外兪で、それぞれのツボに1アンプルが使用された。

「隔兪、肝兪はほぼ横隔膜の高さ、肩甲骨の下縁に近い位置にあります。ここは自律神経の反応が出やすく、更年期障害で肩や首が張って辛いような場合、このツボ周辺が張って硬くなっていることが多くあります。

天柱は、後頭部のぼんのくぼの外側に位置するツボです。肩こり、頭痛、筋緊張性頭痛、眼精疲労のほか、精神的な病気や不安神経症で緊張が抜けない人にも使うことができます。肩井や肩外兪は位置が分かりやすく、頭痛や肩こりによく使われるツボです」

週1回のツボ注射を続けると、約1ヵ月後には吐き気、嘔吐をともなう頭痛が軽くなる。その後、治療を2週間に1回にして継続すると、1年半後からは3ヵ月間も頭痛がない状態が継続した。

症例3 帯状疱疹後神経痛（女性、71歳）

この患者さんは、左前胸部と左上背部の疼痛で来院している。診断の結果、帯状疱疹後神経痛と診断がついている。

帯状疱疹による神経痛が残り、他院で1年間内服と点滴治療を受けていたが、痛みが消えなかった。その後の半年間は治療を中断していたため、同クリニックでの治療は、発症後1年半を経過してからのことになる。

「少しの風や寒冷刺激で疼痛が悪化するため、当初は皮下注射で開始しましたが、1ヵ月経過しても疼痛に変化がありませんでした。ツボ注射があることをお話し、同意を得たの

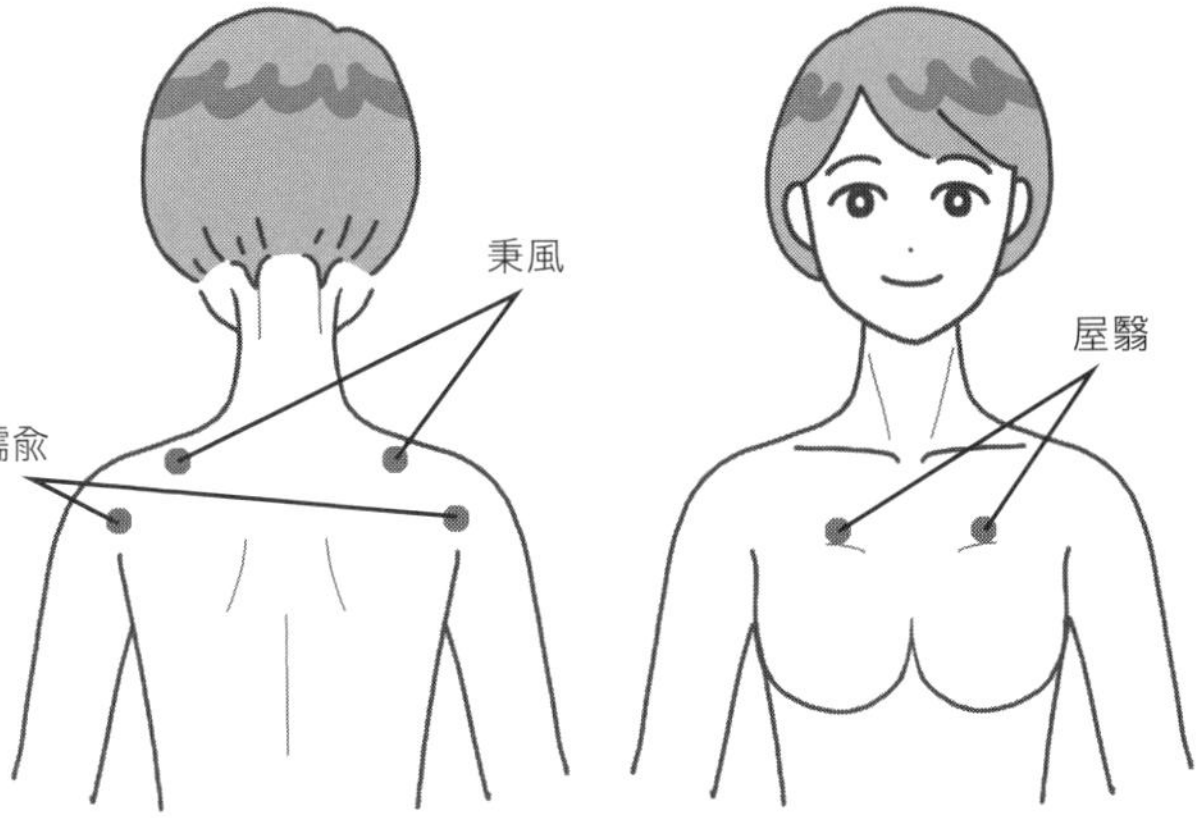

でツボ注射（1回3アンプル／週1回）に切り替えました」

使用したツボは臑兪、秉風、屋翳だが、実際には指先で押して痛みを訴えた多くの阿是穴も用いている。

3週目に、「疼痛が少し楽になった。痛み発作の間隔があき、痛まない時間がある」と報告がある。5週目には、「ピリピリした感じは和らいでいる」と報告される。3ヵ月後、VASで見た疼痛の減少は3／10になる。

VASというのは、「visual analogue scale」の略。患者さんに自分の感じた変化を数値として評価してもらうものだ。痛みなどは客観的評価が難しく、西洋医学の治療評価でもこのVASはよく使われている。

「帯状疱疹後の神経痛は、西洋医学的に治療に苦慮することが多いものです。治療開始は、発症後1年半を経過していました。時期的にかなり遅れた治療開始でしたが、適切なツボを選択してのツボ注射は有効であることが分かって感動しました」

■ツボ注射の有効性を客観的に確認した研究も報告されている

鍼灸や指圧でも、所定のツボに施術すると一定の効果が得られる。ツボ注射ではそのツボにプラセンタが注入されることで、特別な効果が加わることが期待される……。

ツボ注射の効果の秘密は、こんなことがいえそうだ。

「一般的な注射とツボ注射の効果の違いについて、よく質問されます。ツボ注射の有効性を客観的に説明できる研究を探したところ、恰好の論文がありました」

先生のいう〝恰好の論文〟とは、韓国の研究者が報告したものだ。

その研究では、ラットに特別な物質を使い、人工的に多発性関節炎を起こさせている。そのうえでヒト・プラセンタをツボ注射し、4つの条件での効果の違いを確認している。

4つの条件とは、コントロール群（なにも投与しない群）、生理食塩水を投与する群、プラセンタの皮下注射群、プラセンタのツボ注射群だ。治療に使ったツボはＳＴ36で、これは足三里としてよく知られているツボだ。

「実験開始後25日間の体重変化を見ると、コントロール群は体重がどんどん増えていきます。生理食塩水の投与と、皮下注射では関節炎による体調不良により体重は減少していきます。それに対し、ツボ注射では体重の減り方が抑えられています。このことは、ツボ注射がそれだけ悪化を抑える効果のあることを示しています」

この研究では、ラットの足のむくみも調査されている。それによると、コントロール群はあまり変化していないが、生理食塩水投与と皮下注射群ではむくんでいく。

「それに対し、ツボ注射はむくみ方が抑えられています。このこともまた、ツボ注射の有効性の高いことが示されています。この実験のまとめとして、『プラセンタのツボ注射は、皮下注射よりも有効であったと思われる』と結ばれています」

一般的なプラセンタ注射は看護師でもできるが、ツボ注射は医師でなければできない。しかも、ツボについての知識も必要だ。

そのプラセンタのツボ注射に関心を持ち、おこなう医師も増えている。プラセンタのツボ注射は、ますます市民権を獲得していくに違いない。

◎ツボ注射

エネルギー的要素も考えられ、〝命の循環〟のなかで効果はあって当たり前

西谷雅史先生（日本胎盤臨床医学会認定医）

響きの杜クリニック院長／札幌市中央区

■〝対立の医療〟ではなく、〝響き合う医療＝調和の医療〟を追求する

「響きの杜クリニック」は、札幌市中央区にある。産科、婦人科が診療科目だ。

西谷先生は１９５６年東京生まれ、北海道大学医学部卒業。総合病院部長を経て、２００６年に響きの杜クリニックを開院している。

人と環境、人と人、心と身体の三つが調和し、響き合った医療――。

開院以来、同クリニックはこの〝響き合う医療〟を理念として掲げている。

実は、先生は、子供の頃から医師になると決めていたという。そして、自分のなかに自分の目ざしたい医療のイメージがあった。

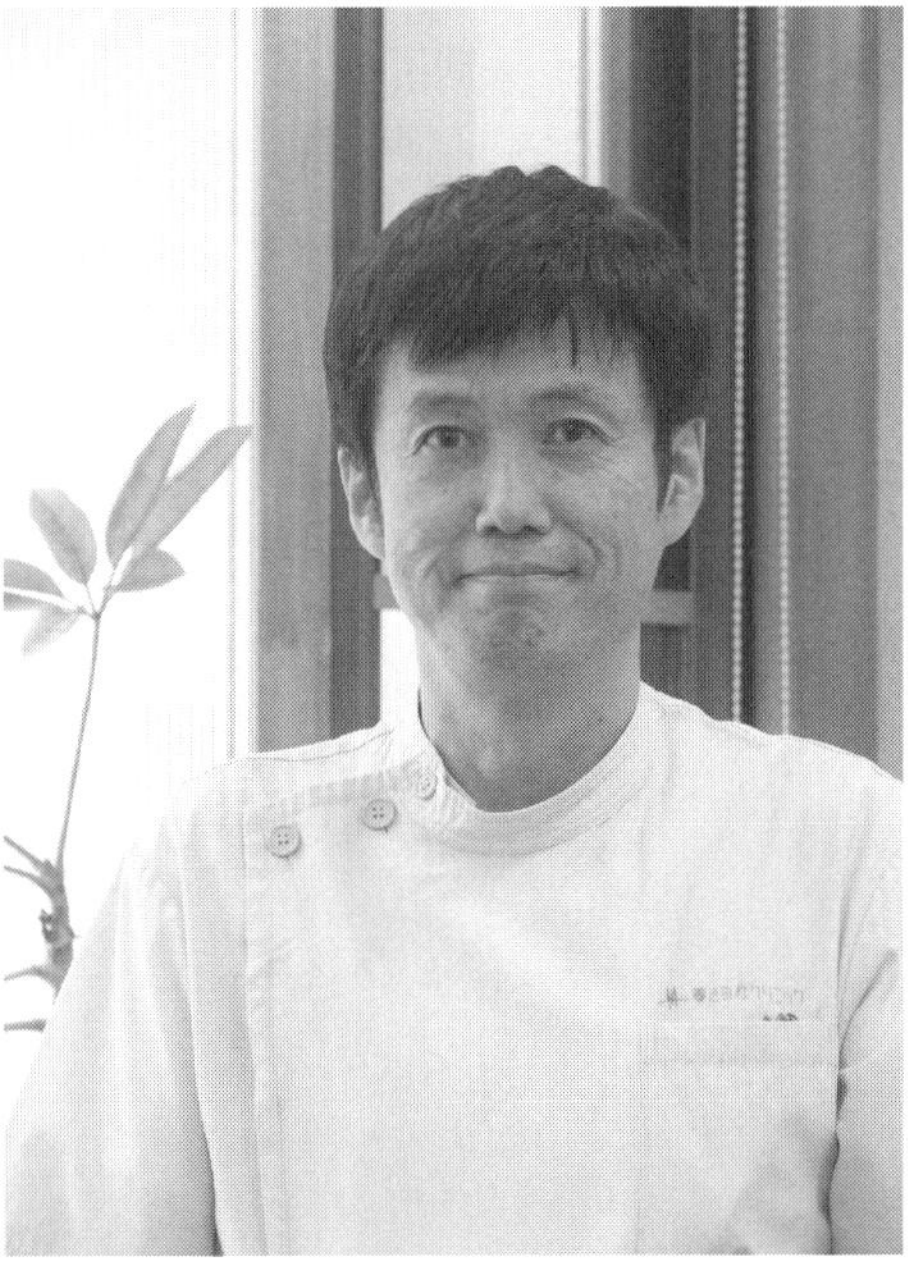

「私が描いていた医療は、医師も患者さんもお互いに癒やされる医療です。

一方的に医師が疲れたり、患者さんがたとえば治るために抗がん剤の副作用などで苦しむ医療、我慢する医療は本当の医療ではないでしょう。そこにいるだけで良くなる医療こそ、本当の医療だと考えています」

開院前、西谷先生は総合病院の部長を務めていた。激務とストレスの中で脳内出血を起こし、医者としての残された時間を感じる。そして、自分でやると決めて描いていた医療の実現のために、50歳のときに開院に踏み切っている。

「響き合う医療は〝調和の医療〟で、〝対立する医療〟の対極にあります。西洋医学は、人間を自然から切り離して考えます。

西洋医学では、病気は抗い戦うものです。戦って抑えようとするため、外科手術をはじめとして、〝抗う医療＝自然と対立する医療〟や薬が優先されます。抗がん剤、抗うつ剤、抗生物質など、みな〝抗〟がつきます」

〝対立の医療＝抗う医療〟から〝調和の医療〟へ——。

同クリニックの〝響き合う医療〟は、こう表現することもできる。

■胎盤は、赤ちゃんからお母さんへのプレゼント

〝響き合う医療〟といっても、西洋医学的なアプローチをすべて否定するわけではない。保険診療が主体であり西洋医学的なアプローチが基本になる。そのうえに必要な療法を取り入れ、いわば同クリニック独自の統合医療を目ざしている。

漢方、プラセンタ療法（皮下注射、ツボ注射）、バッチフラワー療法、呼吸法、気功法、ヨガ、ホメオパシー、坐禅断食、温熱療法、メディカルアロマ、アースマット（帯電除去）、鍼、整体……。

同クリニックの〝響き合う医療〟を支えるメニューは、実に多彩だ。

「調和から乱れることをおこなうと、必ず反動がきます。そう考えると、自然のものを使

って治すことが一番良くなります。当クリニックでは、そうしたものを中心に医療を提供していきます。そのなかで、プラセンタ療法は重要な位置になります」

胎盤は、赤ちゃんからお母さんへのプレゼント――。

患者さんからプラセンタ療法の効果について質問されるとき、先生はこう説明している。

「たとえば、海がめは卵をたくさん産みますが、それでも生き残るのはごくわずかです。非常に非効率的で、不安定な子孫の残し方をしているわけです。

一方、哺乳動物は、子宮のなかで数少ない胎児を一定の大きさに育ててから出産します。原始的な哺乳動物に、カンガルーなどの有袋類があります。カンガルーは受胎すると間もなく胎児を小さいまま出産し、袋のなかで育てます」

有袋類は胎盤がないため、胎児は体調2cm足らずの小さな状態で出産される。その胎児は、膣口から袋の入り口までよじ登り、たどり着いた袋のなかの乳首に吸いついて成長していく。

「有袋類では、妊娠初期に体外に出なければならないという大きなリスクがあります。そのため哺乳類（正獣類）は、進化の過程で、妊娠初期に受精卵の一部が胎盤になって、子宮の内壁にがっちり食い込んで、母体から成長に必要な栄養などすべてを摂り入れる仕組みをつくったのです。胎盤は、赤ちゃんの一部なのです」

一方、子宮のなかで大きく育てた胎児を出産することは大変な労力を要し、妊娠と出産で母体は体力を大きく消耗する結果になる。もし母体が弱って出産直後に肉食獣に襲われたり、育児に支障が出てしまったら、赤ちゃんは生きて行けません。

「出産後、その場で胎盤を母体に食べてもらうことで、胎児はこの問題を解決したのです。だから、胎盤は〝赤ちゃんからお母さんへのプレゼント〟なのです」

胎盤は、自然界における種の保存という〝命の循環〟に組みこまれている。だからこそ、私たち人間にとっても副作用のない貴重な薬になり得る。

先生の場合、更年期障害や産後の乳汁分泌不全では皮下注、整形外科的なものにはツボ注射をおこなう。ここでは、ツボ注射についての症例を紹介する。

症例1　椎間板ヘルニア、花粉症(女性、70代)

この方は、とにかく腰が痛くて痛くて、仕事をするのも大変だった。

病院では腰椎5番のヘルニアと診断され、「もうここまできたら、手術しかない」といわれている。陶芸指導をしていたため、医師に「手術はしたくない」と訴えると、「それなら陶芸を止めてください」ともいわれている。

ブロック注射も何回かおこなっていたが、徐々に効かなくなる。病院にいくと痛いブロック注射をされるのが嫌で、鍼灸院で毎日、肩と腰に鍼をしていたが、痛み止めは離せなかったという。さんざん治療法を探し、プラセンタ療法を求めて来院している。

「診察のイスに座ってもらいましたが、それすら痛くて痛くてたまらないという感じでした。その痛み以外に、白樺とハンノキの花粉アレルギーや果物アレルギーもありました。花粉アレルギーの症状もひどく、くしゃみが出るたびに腰がグキッとなり、『地獄です』と漏らしていました」

椎間板ヘルニアの痛み治療として、週1回のプラセンタのツボ注射が開始される。3ヵ月ほど治療を続けるが、あまり変化はなかった。しかし、3ヵ月を経過する頃、「あれ？」と思うくらいどんどん改善される。

「その頃から、この方は試しに粘土も練っていました。窯入れや窯出し、生徒の釉薬かけといった大変な仕事を、毎週金曜日に全部やっていたそうです。そうした大変な仕事をこなしても、それ以上の痛みが起きなくなっています。半年も経過すると、右側は嘘のようにまったく痛みを感じなくなっています」

椎間板ヘルニアの痛みだけでなく、花粉症も良くなっている。果物アレルギーも改善され、桃も梨もサクランボも食べられるようになっている。膝も痛くて熱っぽかったが、プラセンタ療法後は改善されている。

症例 2　手根管症候群（女性、40代）

この方は、整形外科で左右両手の手根管症候群と診断され、当日にすぐステロイド注射が打たれている。

「医師から『ステロイドに麻酔薬も入っているので、手はだいぶ楽になるよ』といわれますが、打ってすぐ手首が腫れ上がり、手も黄色くなって腫れたそうです。痛みも打つ前より強くなり、『手を下ろすと痛くてたまらない。ずっと手を上げていると、まだちょっと楽かな』という訴えでした。その状態が3日間も続いたそうです」

来院の動機は、プラセンタのツボ注射だった。

右手首に1回注射すると、やはり腫れと痛みがあった。「腫れて痛くてどうしよう、また前のようになるのか」と思ったというが、2時間後には痛みが消え、手がすごく軽くなっている。

「この方は左手も手根管症候群でしたが、右手ほどひどくはありませんでした。打った後は右手が軽くなり、打っていない左手のほうが重くなった感じがあるといわれていました」

プラセンタの効果が薄れてくると、右手が少し痛む。2回目のツボ注射をおこなうと、その場合も痛みが軽減されている。

■患者さんは、自覚症状の改善にプラセンタの素晴らしさを実感している

症例で紹介したように、プラセンタ注射で、患者さんの諸症状が改善されている。

「胎盤はそもそもが漢方で、プラセンタ注射は漢方の注射薬です。しかも、漢方薬以前の〝命の循環〟からして、効いて当然のものです」

その実感が、クリニックのアンケート調査で浮き彫りになっている。このデータを見れば、患者さんがプラセンタ注射に手ごたえを感じていることは十分にうかがえる。

「『プラセンタ療法には科学的根拠がない。だから信用できない』といった声があるのは確かですが、患者さんにこれだけの効果をプラセボというのは無理があります。作用機序がまだ科学的に解明できていないと考える方が正しいのではないでしょうか」

西谷先生は、製薬会社や海外の研究者の報告をはじめ、プラセンタの科学的データを収

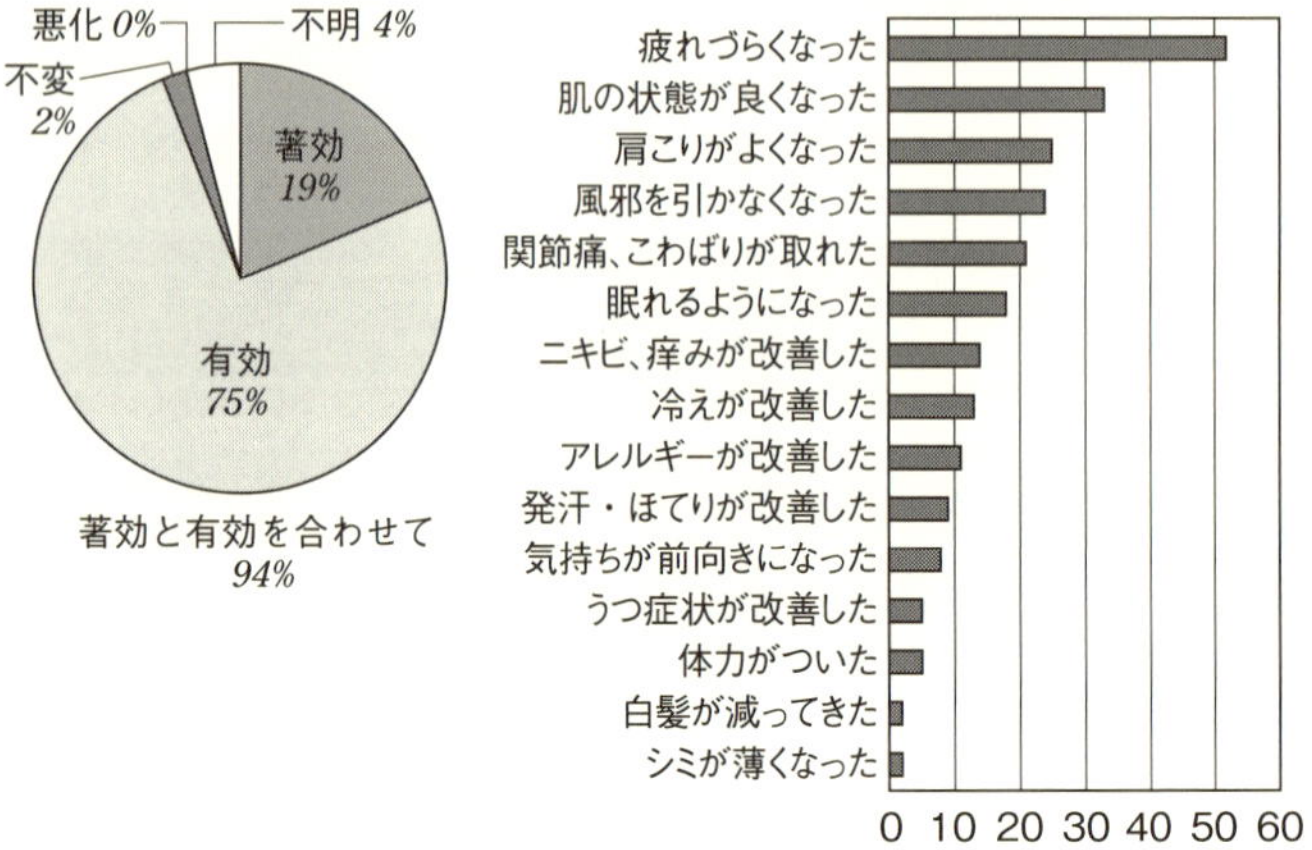

プラセンタ治療の評価〈左〉と改善症状（症状選択）〈右〉

集・蓄積している。また、自分でも、プラセンタの科学的なデータの測定をおこなっている。

先生がみずからおこなった測定の一つに、AMSAT（全自動皮膚抵抗測定システム）を用いたデータ計測がある。

この装置は微弱な電流を流し、皮膚の抵抗値を測定する。測定結果は、人体像の各部位に、虹のようなカラースケールに応じた色彩（「顕著な機能亢進」から「顕著な機能低下」まで）で表示される。

このシステムを用い、先生は、プラセンタ注射前と注射30分後で測定している。このケースでは、顔や上半身の各部で変化が見られている。

たとえば、青かった両肩が黄色に変わり、グレーだった両腕は水色に変わっている。こうした変化は、プラセンタ注射による機能亢進を示したものだ。

「漢方薬は、基礎的、臨床的なエビデンスを丹念に積み重ねました。その結果、日本では一般医療機関での漢方薬の使用が増えた歴史があります。臨床と基礎研究のそれぞれの分野で、プラセンタはエビデンスの構築が必要とされるときがきたと感じています」

この思いがあるため、先生は科学的なデータの収集・蓄積もおろそかにしない。今後とも、先生から、プラセンタ療法のエビデンス発信が続くことだろう。

■プラセンタの効果として、エネルギー的な要素に着目する

「プラセンタ注射薬は、徹底した加熱処理と加水分解が加えられており、ほとんどアミノ酸からなります。それが、これだけの効果を現すということは、単に物質として一定の患部や症状に効くというのではなく、全身の細胞一つ一つに効果が及んでいく印象があります」

こう語る先生の脳裏にはいま、プラセンタの効果についての仮説のようなものがある。

「プラセンタ療法の効果は、物質的なものだけでなく、エネルギー的な要素もあるのでは

ないだろうか」

エネルギー的な要素に着目した理由は、二つある。一つは西野皓三氏が創始した西野流呼吸法、もう一つはイギリスのエドワード・バッチ博士が創始したバッチフラワー療法だ。ともに、同クリニックが実践している〝響き合う医療〟を支えている。

「西野流呼吸法は、呼吸によって全身に気をめぐらせる気功の一種です。前半は心地良く身体をゆるめながら気をめぐらせ、後半はインストラクターとエネルギーの交流をします。西野流呼吸法は外部から物質はまったく入れませんが、気を入れるだけで、身体が元気になっていきます」

同クリニックには、西野流呼吸法の教室に通う人たちから取ったアンケートがある。その回答とプラセンタ療法を受けた患者さんの感想を比較してみると、身体が楽になった、気持ちが明るくなった、ぐっすり眠れるなど、驚くほど似通っていたのだ。

エネルギー的な要素に着目したもう一つが、バッチフラワー療法だ。

「プラセンタ注射には、気と違って液体という形があります。効果を説明できる成分は明らかではありませんが、実際に効きます。この疑問を解くうえで、バッチフラワー療法が良いヒントになります」

植物や岩清水などから得られた38種類のエッセンス（レメディ）のなかから、患者さんの状況に合致する7種類を選び出し、調合して内服する——。

これがバッチフラワー療法の簡単な説明だが、具体的には、容器に水を入れて花を浮かべ、午前中の日光に当てるだけ。その水に花のエネルギーが転写され朝露のようになる。

「患者さんが実際に飲む時は約6万倍に薄められており、液体のなかには、ほぼまったくといって良いほど〝有効成分〟らしきものはありません。それでも、メンタル面で非常に高い効果を発揮します」

バッチフラワー療法もまた、効果の源は花のエネルギーだ。

最近、これからの医学の形態としてバイブレーショナル・メディスン、すなわち「波動エネルギー医学」が注目を集めている。

プラセンタ療法も、エネルギー的な要素が関係しているのではないか……。

西谷先生のエネルギー発想は、この考えから誕生している。

「あくまで私感ですよ」と先生はいうが、非常にユニークで、興味をそそられる考え方であることは間違いない。

治療でも健康と長寿を実現する「予測・予防医療」でも、プラセンタ療法は期待度が高い

藤 純一郎 先生

東京トータルライフクリニック内科医長／東京都台東区

ツボ注射

「いま良い原因をつくり、将来に良かったという結果をつくる医療」に注力する

「東京トータルライフクリニック」は、東京都台東区にある。院長は馬渕茂樹先生、藤先生は内科医長だ。診療科目は内科、消化器内科、呼吸器内科、在宅医療部となっている。

藤先生は、1992年に九州大学医学部を卒業。同大学医学部附属病院、国立大阪病院（現・国立病院機構大阪医療センター）、東京女子医科大学病院などを経て、2008年にトータルライフクリニック本郷内科に勤務。2010年から東京トータルライフクリニックに勤務している。

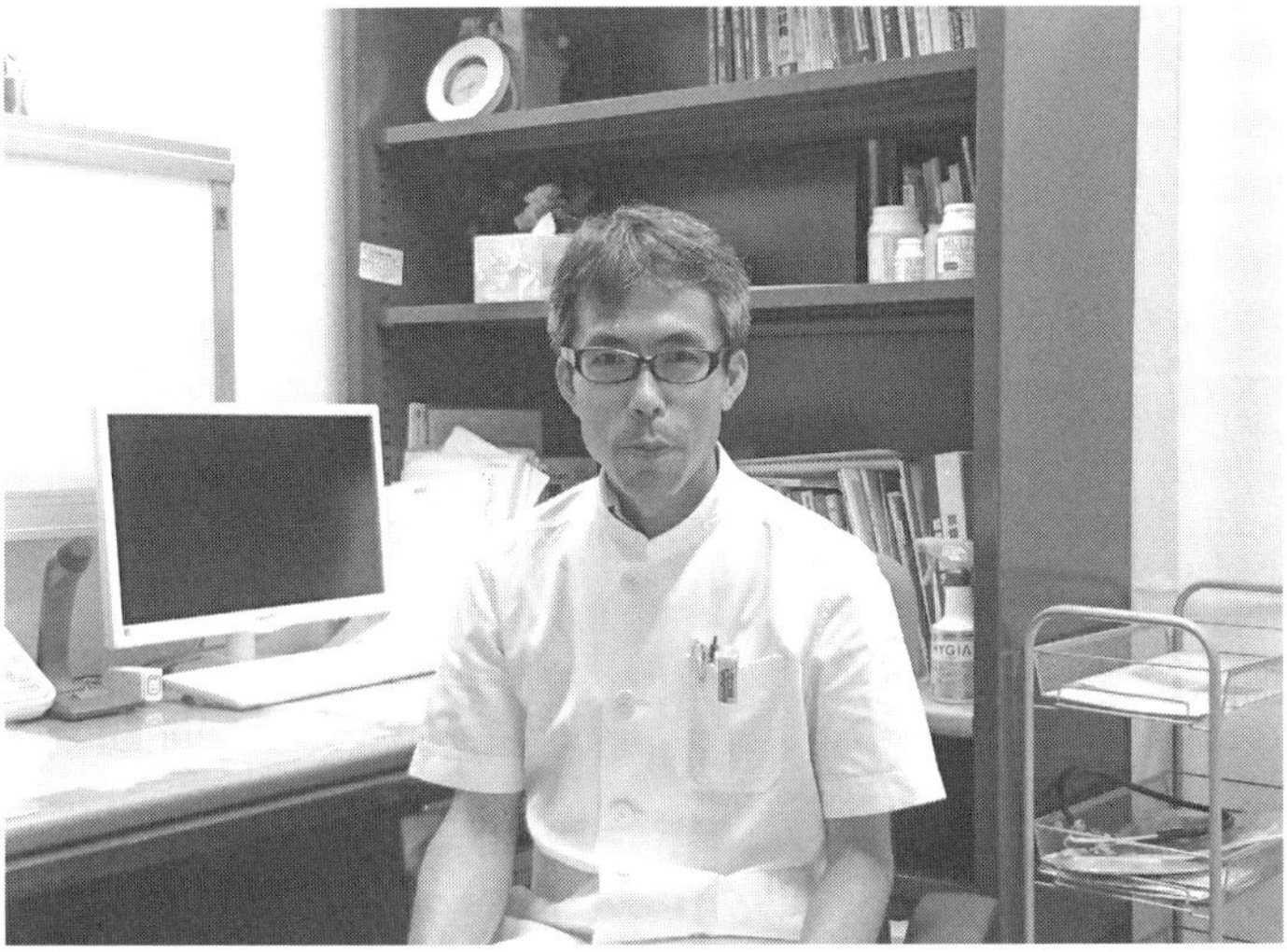

同クリニックには、大きな特徴がある。

それは「予防・治療・在宅」という三つのコンセプトを具体化するため、２０１０年の開院から、予防（ウェルエイジングセンター）、治療（一般外来）、在宅医療部に分け、これをユニットとして一括して運用していることだ。

クリニックの〝トータル〟という言葉には、意味が二つ込められている。

「一つは、患者さんの肉体（身体）だけでなく、心も、これまでの人生も、全体をトータルにみるという意味です。

もう一つは、時系列で患者さんをみた場合、健康なときから病気になったときまで、さらに加齢によって通院が困難になったときまでを含めて患者さんの人生（ライフ）をトータルにみて、お世話していきたいという意味です」

同クリニックでは、2006年からとくに「予測・予防医療」に力を入れている。予測・予防医療は、「トータルライフ人間学」を提唱した高橋佳子氏の「健康と長寿の因縁果報」が基礎にある。

「健康と長寿の実現」という果報（結果）は、患者さんの意識（因）の変革と、ライフスタイル（縁）の変革からもたらされる。そこでは、主導権は医師でなく、患者にある——。

これが、高橋氏が提唱する健康と長寿の因縁果報だ。

「現在の医療は、診断・治療の医療です。何か起きたら、薬などで対処します。それは当然ですが、『いまこうなら、将来的にこうなる』ことがある程度は予測できます。〃いまの自分〃は、〃将来の原因〃をつくり続けています。予測・予防医療は、『いま良い原因をつくり、将来に良かったという結果をつくる医療』です。この医療では患者さん自身が中心で、私たちはサポーターやアドバイザーです」

その予測・予防医療で、先生は〃対話の医療〃を心がけている。現実の身体的な問題だけでなく、心の傾きやライフスタイルに耳を傾け、考え方を変えないと病気は良くならないこと、将来の健康にもっと危険なランプが点ることに気づいてもらうためだ。

■プラセンタの抗酸化活性は、予防での有効性に希望が持てる

いま紹介したように、〝予測・予防医療〟は同クリニックの大きな特徴だ。

予測・予防医療で、プラセンタ療法（注射）はどのような期待が持てるのか……。

ここが気になるところであり、知りたいところでもある。

実は、藤先生には、予防面でのプラセンタ注射の有効性についての研究がある。

老化、動脈硬化、脳梗塞、アルツハイマー病、パーキンソン病、気管支喘息、肺気腫、がん、心筋梗塞、アレルギー疾患……。

これら多くの原因として、「酸化ストレス」が挙げられている。

その酸化ストレスの元凶は、最近よくメディアにも登場するようになった活性酸素だ。

一般的に、活性酸素は〝悪玉〟ととらえられている。

「そこで、プラセンタが酸化ストレスを抑えることを通して、さまざまな病気を予防する効果があるのではないかという仮説を立て、プラセンタが酸化ストレスに及ぼす影響について研究しました」

研究は、２０１５年１月中旬から３月中旬にかけて実施されている。

対象者は「ｅＧＦＲが60以上、ＨｂＡ１ｃが６・５％以下」をともに満たし、定期的に

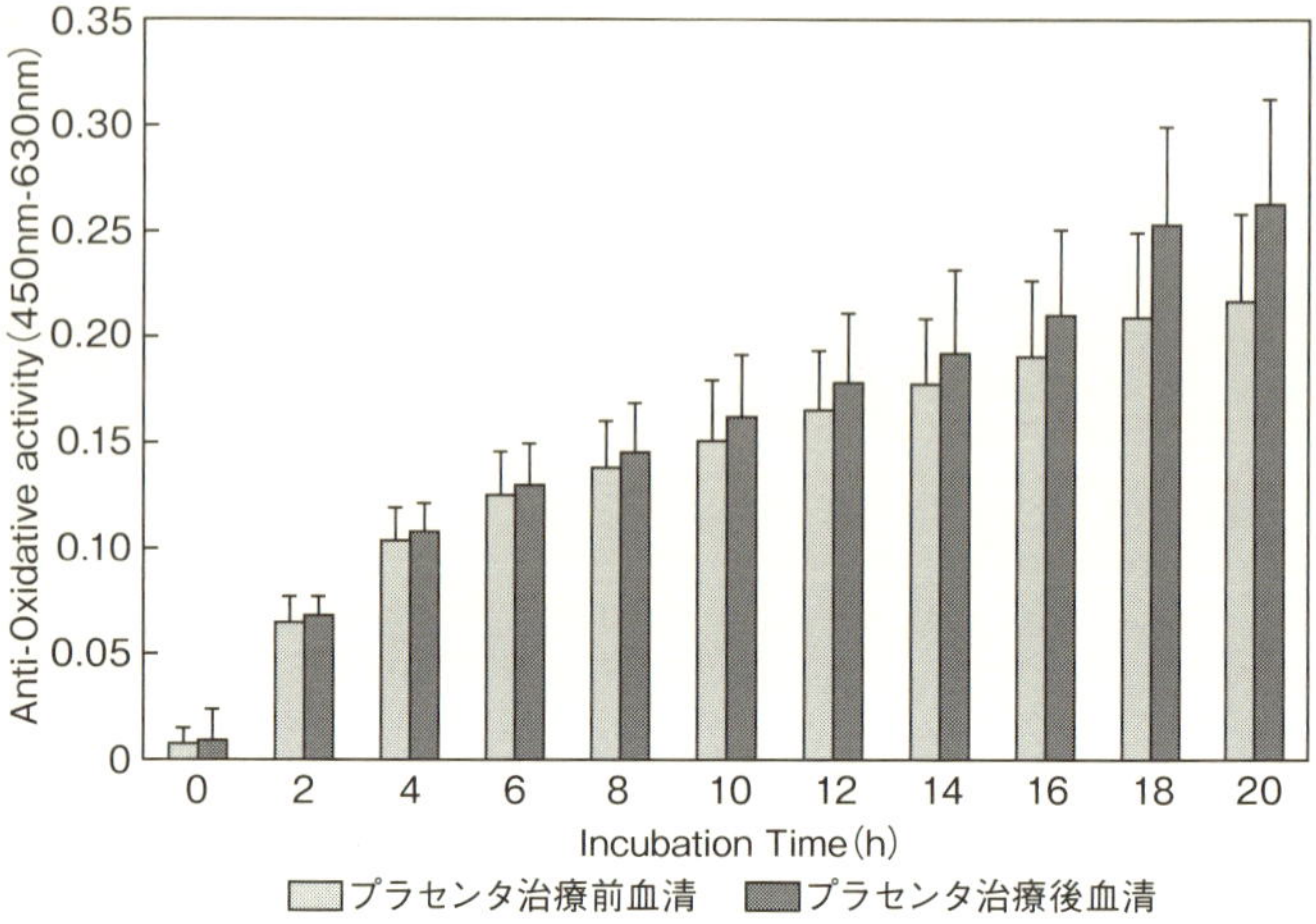

血清の経時的抗酸化活性の変化

プラセンタを使用していない40～69歳の患者さん10人（男性1人、女性9人）で、すべて同クリニックに通院中の患者さんだ。

eGFRとHbA1cを簡単に説明すると、eGFRは腎臓障害の有無を確認する指標、HbA1cは過去1～2ヵ月間の血糖値のレベルを知る指標になる。

「この10人に対し、プラセンタ注射（メルスモン）4アンプルを週2回、8週間にわたって計16回、肩や臀部に皮下注射しました。投与前と16回の投与後に採血し、血清を凍結保存し、時間を追って「WST（Water Soluble Tetrazolium 塩類）の還元能（抗酸化活性）を測定しました」

WSTを説明すると難しくなるため、ここ

では「抗酸化活性を測定する試薬」とだけ説明しておく。その結果はどうだったのか……。

「血清には抗酸化物質が存在していますから、血清に加えたWSTは徐々に還元されます。メルスモン治療後の血清では、WSTの還元がより進み、体内の抗酸化活性を長時間にわたって上昇し続けさせることが分かりました」

この研究で示されたメルスモン注射の抗酸化活性は、過剰な活性酸素を消去する。そこから、さまざまな病気の予防効果が期待されることになる。

■外来治療・在宅医療でも、プラセンタ注射は効果を上げている

同クリニックの治療（一般外来）でも、プラセンタ療法は大きな効果を上げている。美容的な目的の方、整形外科的な痛みの方、慢性疲労の方、更年期障害の方、健康維持が目的の方……。同クリニックの外来は、さまざまな悩みを抱えた患者さんが受診する。

同クリニックのプラセンタ注射は、ツボ注射を基本としている。そのツボ注射には、一般のツボ注射と夾脊穴への注射がある。

一般のツボ注射は、十二経脈上の経穴（ツボ）への注射だ。〝夾脊穴〟とは、「第1胸椎下から第5腰椎下までの両側の各棘突起間外方5分にあるツボ」のことだ。夾脊穴へのツ

ボ注射とは、このツボへの注射になる。

「夾脊穴への注射はいろいろなケースで用いていますが、多いのは椎体系周囲の痛み（首や頸椎の痛み、腰痛など）です。椎体系周囲の痛みは、骨そのものの痛みというより、周囲の筋肉の硬直・緊張によるものが多く、それを緩めてあげる効果があります」

しかし、ツボ注射は1回に何ヵ所かに注射をする。それが患者さんの負担にならないのだろうか。

「確かに、何ヵ所にも注射を打たれるのが嫌な方もいます。また、忙しくて時間のない方もいます。こうした方にはツボ注射ではなく、患者さんの希望を聞いて、トリガーポイント注射や皮下注射をおこなうことにしています。点滴はおこなっていません」

同クリニックのプラセンタ注射は、アトピー性皮膚炎でも効果を上げている。

他院でステロイドの治療を受けても改善しない。少し良くなったと思うと、再燃してしまう。そうした患者さんがプラセンタ療法に救いを求め、同クリニックを受診する。

「アトピーの患者さんに、プラセンタ注射は大きな威力を発揮します。同時に、トータルライフの観点から、ライフスタイル指導も併せておこないます。

たとえば、腸内環境を整える、食事の油の種類（オメガ3系）を考える、甘いものを控えるなどがあります。また、イライラすると心身相関で悪化します。イライラするような心の傾向があれば、それを解決するアドバイスもおこないます」

治療の話を聞いているうちに、藤先生から興味深い発言があった。

「長く続けている患者さんから、『そんな効果もあるのか』と、逆にこちらが教えられることもあります。たとえば、目がよく見えるようになったとか、記憶力が良くなった、頭がスッキリしたという方がいます。それも一人だけではなく、複数の方から聞きます」

記憶力が良くなる……。これは聞き逃せない。現在の日本で、認知症は大きなテーマになっている。認知症の予防に、プラセンタ注射の可能性がうかがい見えてくるからだ。

「良い原因をいまのうちにつくっておく。そのことで、認知症の予防をはかる。当クリニックの予測・予防医療のコンセプトそのものです。認知症の予防にプラセンタ療法が活用できないか、これから研究を続けていきたいと考えています」

在宅医療でも、プラセンタ療法は効果を上げている。

訪問した折、難治性の腰痛や頸部痛を訴える患者さんたちがいる。通院できないそうした患者さんにプラセンタ注射をおこない、良好な痛みのコントロールが得られている。

「寝たきりになると褥瘡（床ずれ）の問題がありますが、プラセンタは褥瘡対策に有力な可能性があると考えています。今後とも、在宅医療でのプラセンタのさまざまな有効性と可能性を追求していきたいと考えています」

高齢社会で、在宅医療はますます重要になってくる。在宅医療でのプラセンタの有効性について、同クリニックの報告も期待したいところだ。

ロプラセンタ注射は身体的疲労、精神的疲労の治療にも有効性が証明された

先に、プラセンタ注射の効果の一つに慢性疲労を上げた。藤先生には、慢性疲労（身体的疲労と精神的疲労）に対するプラセンタ注射の効果をまとめた研究もある。

研究は、2014年11月から2015年3月まで実施されている。

対象者はこちらも「eGFRが60以下、HbA1cが6・5％以下」をともに満たし、定期的にプラセンタを使用していない40～69歳の30人（男性6人、女性24人）。すべて、同クリニックに通院中の患者さんたちだ。

「この30人に、プラセンタ注射薬（メルスモン4アンプル）を週2回、8週間にわたって計16回皮下注射しました。16回の注射終了後に、関西福祉科学大学健康福祉学部の倉垣弘彦教授が作成した『自己診断疲労度チェックリスト』に記入してもらいました。終了時に

自己診断疲労度チェックリスト A. 身体的疲労 （各項目0点～4点×10項目：40点満点）	自己診断疲労度チェックリスト B. 精神的疲労 （各項目0点～4点×10項目：40点満点）
1. 微熱がある	11. よく眠れない
2. 疲れた感じ、だるい感じがある	12. ゆううつな気分になる
3. 一晩寝ても疲れがとれない	13. 自分の体調に不安がある
4. ちょっとした運動や作業でもすごく疲れる	14. 働く意欲がおきない
5. 筋肉痛がある	15. ちょっとしたことが思い出せない
6. このごろ体に力が入らない	16. まぶしくて目がくらむことがある
7. リンパ節が腫れている	17. ぼーっとすることがある
8. 頭痛、頭重感がある	18. 思考力が低下している
9. のどの痛みがある	19. 集中力が低下している
10. 関節が痛む	20. どうしても寝すぎてしまう

自己診断疲労度チェックリスト

は、『自由記述のアンケート』に記入してもらいました」

自己診断疲労度チェックリストには、A（身体的疲労）とB（精神的疲労）があり、AとBともに10項目から成っている。評価は5段階評価で、「まったくない＝0点、少しある＝1点、まあまあある＝2点、かなりある＝3点、非常にある＝4点」となっている。

「その結果、ほとんどの患者さんで、プラセンタ治療後に身体的疲労度の点数が下がりました。つまり、身体的疲労が改善されていたのです。精神的疲労の結果は、身体的疲労度と比較して程度はややゆるやかでしたが、多くの患者さんでやはり改善を示しました」

この研究結果から、プラセンタは身体的疲労、精

プラセンタを使用して良かった点(自由記述)

順位	内容	回答数
1	体調が良くなった	14
2	疲れにくくなった	11
3	肌のコンディションが良くなった	10
4	睡眠の質が良くなった	4
5	精神的安定感がある	3
5	肩こりがなくなった	3

プラセンタ投与して困った点(自由記述)

順位	内容	人数
1	注射部位の痛み	14
2	注射部位の内出血	9
3	注射部位の腫脹	4
3	注射部位のかゆみ	4

アンケート結果

神的疲労をともに改善させる効果のあることが分かっている。

もう一つの研究である「自由記述のアンケート」の結果も紹介しよう。アンケート結果にもあるように、困った点はすべて注射部位の問題で、副作用を訴えた人はいない。ここでも、プラセンタ注射が慢性疲労に有効であることが再確認されている。

■プラセンタ治療はやらないと絶対にもったいない

同クリニックでプラセンタ療法を治療の一つに中心に置いたのは、2010年のウェルエイジングセンターの開設からだ。

「ウェルエイジングセンター」では更年期障害、腰痛、肩こり、疲労などに使用し、その効果を目の当たりにしました。そのことで自分にも打つようになりました」

プラセンタ注射を始めて以後、以前と比較すると、現在の状態が健康だと感じられるようになり、やりたいことにもチャレンジできるようになったという。

「薬は症状を抑えるもので、薬を飲んだから健康になるというものではありません。普通の薬と違い、プラセンタはいろいろな症状や病気に効果を発揮し、身体的にも精神的にも健康にします。美容系だけでないその作用を、ぜひ知っていただきたいと思います」

ただし、先生は現代医学の薬を否定はしない。

「医師は、ドグマティックになってはいけないと思います。『あくまで、その方がどういう状態になって欲しいか』が目標で、そこに到達するために必要なものは使います。ガイドライン的な治療はきちんと押さえるべきだと思っていて、そこを分かったうえでプラセンタを使うかどうかです」

ここで、先生はひと息置く。

「プラセンタ治療は、やらないと絶対にもったいないと思っています」

取材の最後を、藤先生はこう締めくくった。この力強い言葉は、プラセンタ療法をおこなっている多くの医師に共通するものだろう。

◎トリガーポイント注射

画像は痛みの本体を示さない。手術前に、トリガーポイント注射を試す価値はある

清水泰雄先生
清水整形外科醫院院長／東京都世田谷区

■手術せずにいかにして治すかを考えたとき、そこにプラセンタがあった

「清水整形外科醫院」は、東京都世田谷区にある。診療科目は整形外科、理学診療科（リハビリテーション）、皮膚科、内科（漢方薬）だ。

清水先生は、1979年に昭和大学医学部を卒業、同大学整形外科学教室に入局している。東京共済病院整形外科、日本鋼管病院整形外科、社会保険相模野病院整形外科部長を経て、1991年に同院を開院している。

同院では、皮下・筋肉注射のプラセンタ注射以外に、プラセンタのトリガーポイント注射、漢方薬、テーピングなども治療に活用している。

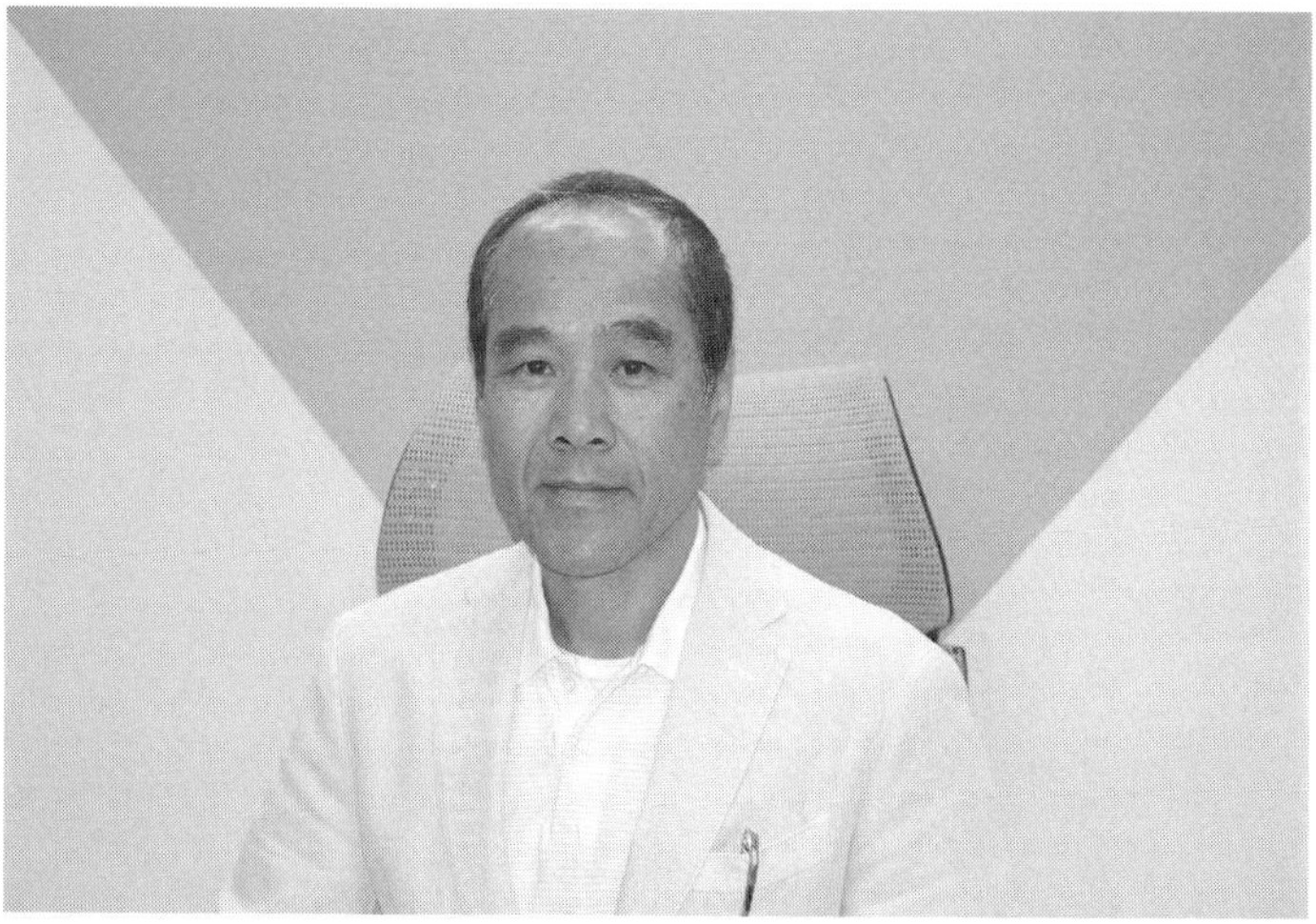

「整形外科と頭に〝外科〟がついていますが、開業すると手術はしません。手術せずにいかにして治すか……。ここが、開業整形外科医の勝負どころです。

疼痛やしびれなどの主訴を改善するには注射、鍼、テーピング、漢方薬、民間療法など、副作用がなく効果があれば何でも試していきます。西洋医学、東洋医学も問いません。そこにプラセンタがあったということです」

現在のところ、治療では毎日80アンプルほどを使用している。自分でも10年間毎日、3アンプルのプラセンタ注射（ラエンネック）をみずからおこなっている。

「とくに悪いところがあるわけではありませんが、しないと損する気がします。何かの予防になるのではないかという思いもあります」

その清水先生とプラセンタとの出会いは、現在から15年ほど昔になる。

当時の先生は、プラセンタの名前こそ知っていたが、いかがわしい民間療法と決めつけて手を出さなかった。その先生がプラセンタ療法を導入したきっかけは、顔面神経マヒの患者さんだった。

「ある日、友人が、有名な大学病院をいくつも回って治らない顔面神経マヒの患者さんを連れてきました。『大学病院で治せないのに無理』と断ったのですが、どうしてもというのでプラセンタと漢方薬を併用すると、完治しました。偶然かと思いましたが、他の病気にも使用したところ改善していったのです」

先生がプラセンタ療法を取り入れるようになった契機は、効果を狙ったものではなかった。だから、先の「そこにプラセンタがあった」という表現になるのだろう。

■〝病気の入り口〟を間違えると、治る痛みも治らない

整形外科に限らず、開業医院は駅に看板を出しているところが多い。

同院はネットで告知はおこなっているが、駅看板も設置していない。口コミで来院する

患者さんが多く、とくに他院で「手術しかありません」といわれ、「手術だけは絶対に嫌」と来院する患者さん、手術後に痛みが残っている患者さん、何年も治療を続けているのに良くならない患者さんなどが多い。

そうした患者さんに対し、先生は〝病気の入り口〟から説明する。

「年齢はバラバラですが、腰痛、とくに脊柱管狭さく症、椎間板ヘルニアの患者さんが多いです。だいたい他院で診断された結果を鵜呑みにして、漫然と治療を受けているケースが多い。病気の入り口が異なるので、そこから説明していきます」

整形外科系の〝病気の入り口〟は、画像診断になる。画像診断の結果に基づいてさまざまな病名がつけられ、治療が始まる。

「腰痛の場合、レントゲンかＭＲＩを撮り、幅が狭いとか軟骨の異常から治療に入ります。しかし、80～90％はそこが原因ではなく、本当の原因は長年の日常の生活習慣による筋肉の硬結です。それが、押すと痛いトリガーポイント（圧痛点）となって出てきます。

画像診断は骨や軟骨ばかり見て、痛みの本体を見ません。それが〝入り口の間違い〟です。メスを握っていた時代、私もこの間違いを犯していました。その間違いを、患者さんが教えてくれました」

他院で「脊柱管狭さく症で手術が必要」と診断された患者さんが、同院では手術なしにプラセンタ療法で治っていく。これは、本当の脊柱管狭さく症ではなかったことの証明になる。

また、脊柱管狭さく症といわれて手術を受けたものの、痛みが改善されない患者さんも来院する。手術は画像診断の結果に基づいた治療であり、その手術で治らないのはおかしい。こうした患者さんも、本当の脊柱管狭さく症ではなかったケースになる。

先にも少し触れたが、先生は、漢方もテーピングも使っている。症状がひどいときは、最初に痛み止めとしてステロイドのトリガーポイント注射をする。

「プラセンタだけでは無理な患者さんもいますので、最初からプラセンタと漢方とテーピングの三つを一緒におこなうケースが多いです。これで治らない人は1年に1〜2人いるかいないかです。それが本物の脊柱管狭さく症で、手術しないと治りません。そうした場合、私は『病院で手術を受けてください』といいます」

先生のプラセンタ療法の対象は、やはり整形外科的なもの（脊柱管狭さく症、変形性膝関節症、変形性股関節症、頸肩腕症候群、腰痛症、肩関節周囲炎、関節リウマチなど）が多い。ギックリ腰にはプラセンタ療法はおこなわず、テーピングだけにしている。

患者さんの訴えや希望により、プラセンタ療法はそれ以外の分野でも活用されている。

- 皮膚科的なもの……アトピー性皮膚炎、乾癬、手あれ、脱毛など
- 精神科的なもの……うつ病など
- 婦人科的なもの……月経困難症、更年期症候群、生理不順など
- 耳鼻科的なもの……めまい、嗅覚障害、耳鳴りなど

これらに対し、先生は次のような治療をおこなう。

整形外科的な痛み、しびれを訴える場合にはプラセンタのトリガーポイント（圧痛点）注射。その他の場合は肩、あるいはお尻など、患者さんがなるべく痛くないところに皮下注射か筋肉注射をおこなっている。

標準的治療スタイルとして、1回2アンプルのプラセンタ注射薬（メルスモンとラエンネック）を週1～2回注射。当然だが、症状によって頻度や使用アンプル数は随時変更する。先生の症例は数多い。次に、そのなかから整形外科的な典型的症例を紹介する。

症例1 脊柱管狭さく症（女性、72歳）

この患者さんは他院で脊柱管狭さく症と診断され、手術を勧められていた。

「絶対に手術したくないと、友人の紹介で来院しています。初診時は左坐骨神経痛がひどく、歩行が困難でした。抱えられて来院しましたが、持参したＭＲＩ画像では脊柱管の狭さくが明らかでした」

治療は、左小臀筋にプラセンタ2アンプルをトリガーポイント注射している。臀部に痛み取りのテーピングもほどこす。

「車で1時間かかる遠方からの来院のため、週に1~2回しか来院できませんでした。3ヵ月経過したところで歩行もできるようになり、11ヵ月経過した頃には歩行も正常になっています。まだ少し痛みはあるようですが、日常生活に支障ありません。旅行も楽しめるようになり、プラセンタが『絶対に手術はしたくない』という治療の助けになりました」

症例2　脊柱管狭さく症（男性、74歳）

この患者さんは50~100メートルで間欠性跛行があり、しゃがまないと歩けないほどだった。他院で撮ったＭＲＩで狭さく症と診断され、手術が必要といわれていた。神経ブロック、鍼治療などの治療を受けていたが、まったく改善は見られなかった。

「来院時には両側坐骨神経痛と左下腿痛がひどく、歩行障害もありました。両側大臀筋、

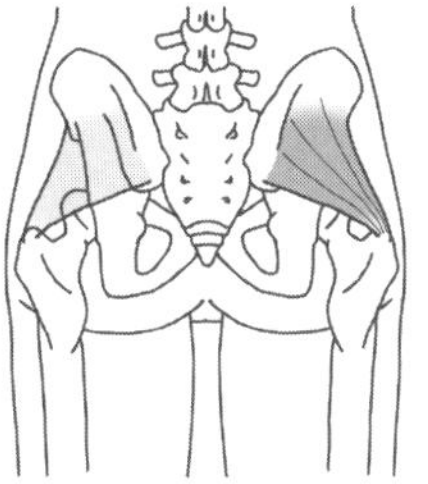

小臀筋

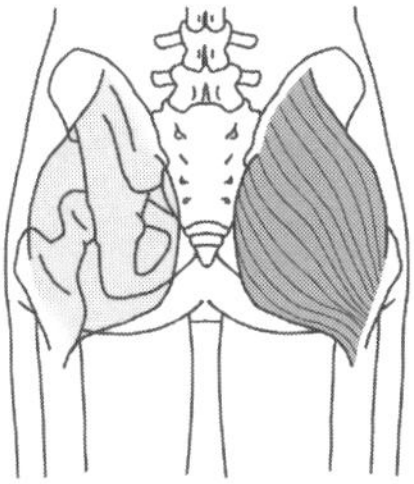

大臀筋

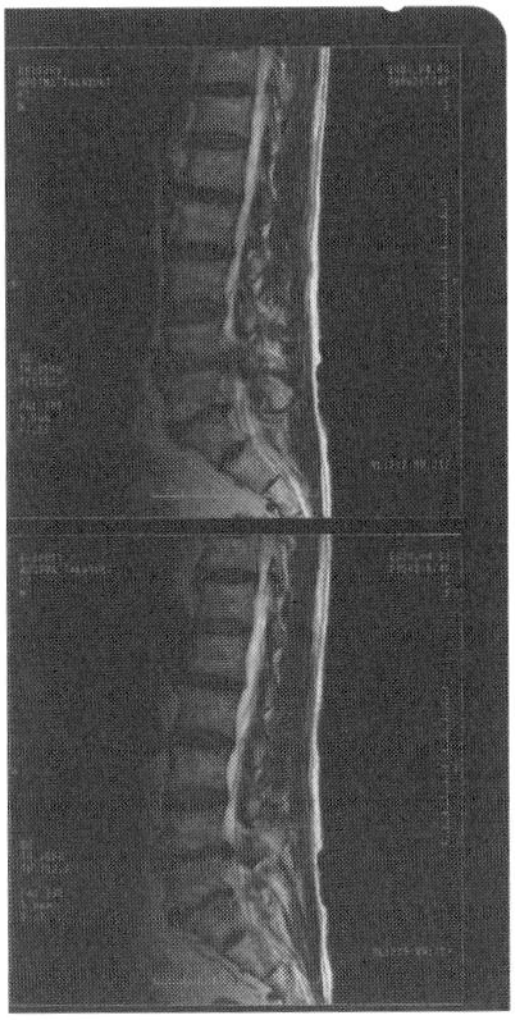

小臀筋にプラセンタのトリガーポイント注射をおこないました」

間欠性跛行が改善するには3年を要したが、7年経過した現在では坐骨神経痛はない。ダンスもでき、間欠性跛行はまったくなく過ごせるようになっている。

「症状が改善するまで3年かかりましたが、長期にわたる治療は『絶対に手術したくない』という患者さんの根気がなければ続かないものです」

症例3　変形性股関節症（女性、79歳）

この患者さんは左変形股関節症で、左股関節痛があった。３ヵ所の整形外科で手術を勧められていたが、手術が嫌で来院している。

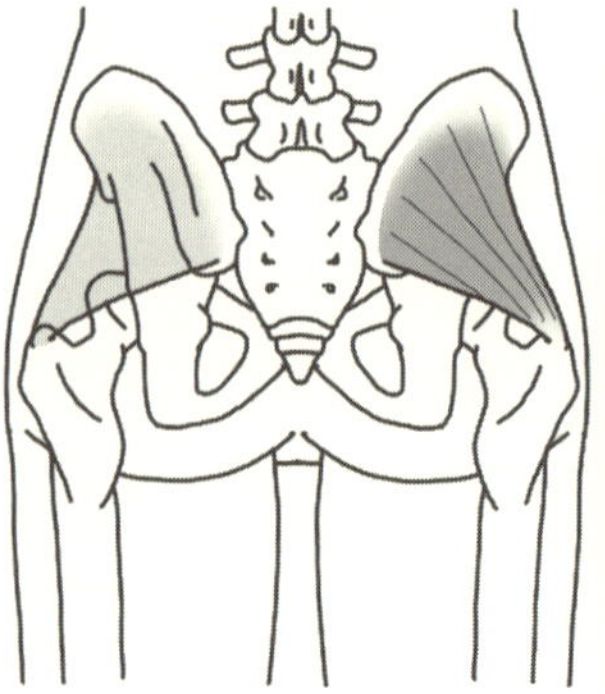
中臀筋

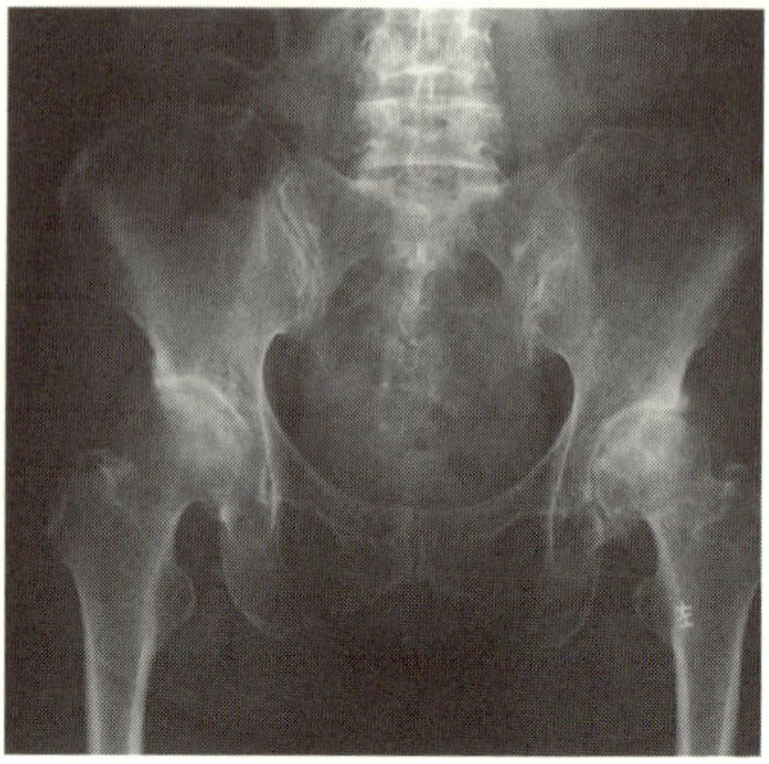

「初診時、左股関節痛のためひどい跛行がありました。階段の昇り降りにも手すりが必要でした。レントゲンで大腿骨骨頭に膿腫があり、関節裂隙の狭小化も認められました。左小臀筋、中臀筋にプラセンタのトリガーポイント注射（1回2アンプル／週1回）をおこないました」

3ヵ月後くらいから徐々に歩行時痛が改善され、杖なしで歩行可能になる。現在は、前日に歩きすぎると股関節痛がときどきあるものの、湿布だけで軽快しているのでプラセンタ注射はおこなっていない。

症例4　変形性膝関節症（女性、56歳）

この患者さんは歩行時痛と階段の昇り降り

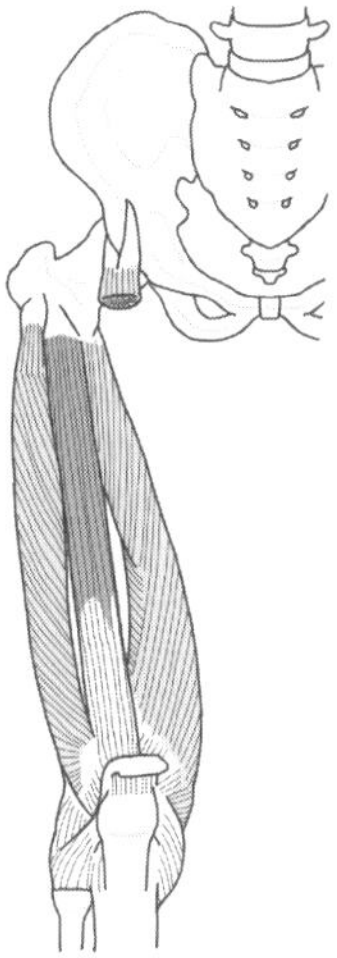
内側広筋

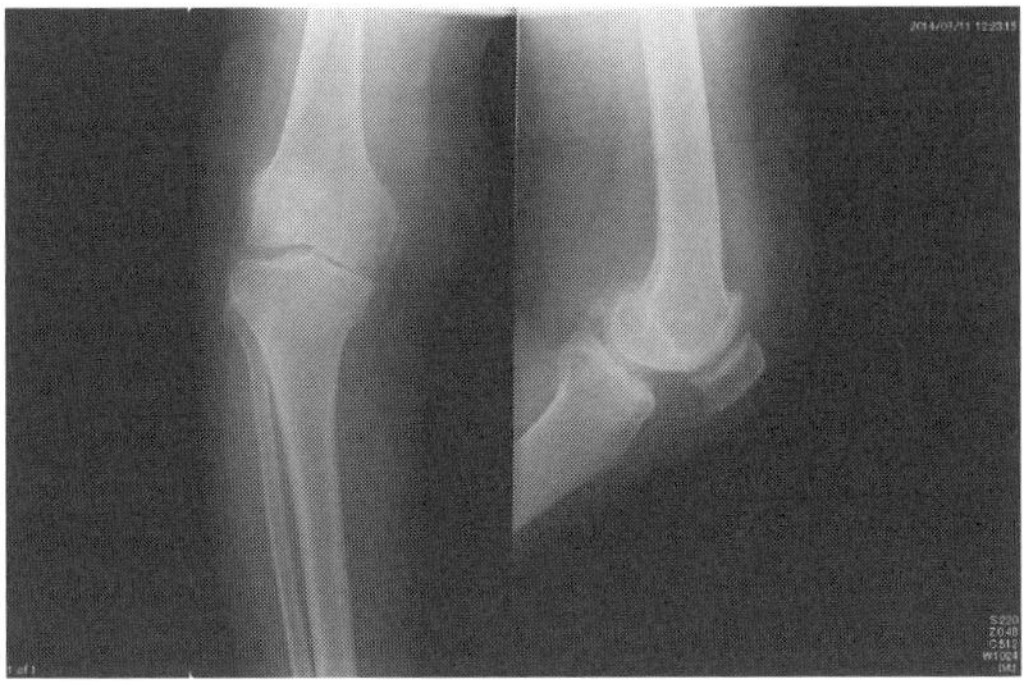

時に痛みがあり、正座ができなかった。

自宅近くの医院で週1回のヒアルロン酸の関節内注射のほか、膝に低周波、マッサージなどの治療を受けていた。そうした治療を1年近く続けたものの効果がなく、来院している。

「関節内水腫はなく、レントゲンで内側関節裂隙の狭小化を認め、変形性膝関節症と診断がつきました。内側広筋にプラセンタ2アンプルをトリガーポイント注射し、膝のテーピングも併用しました。同時に、漢方薬の防已黄耆湯も処方しました」

2ヵ月間の治療で歩行時痛が取れたが、階段を降りるときの膝痛がまだ改善しなかったため、プラセンタによる治療を継続している。

■「手術を」といわれたら、トリガーポイント注射を試す価値はある

整形外科を受診すると、神経ブロックや手術を勧められたりする。しかし、先生は「その前に、プラセンタのトリガーポイント注射を試す価値がある」という。

「お尻の筋肉には大臀筋、小臀筋、中臀筋があり、脊柱管狭さく症では大臀筋と小臀筋の混合タイプが多くあります。その2ヵ所にプラセンタによるトリガーポイント注射をすると、長年悩んでいた坐骨神経痛が一気に改善されます」

では、変形性股関節症はどうか。

「変形性股関節症は、生まれつきの股関節脱臼や外傷などが原因で股関節の関節が狭くなり、股関節痛を起こす病気です。ただし、40％は中臀筋、小臀筋の筋肉の硬結が原因になることもあります」

その〝40％〟の理由として、長時間の座り仕事や立ち仕事、長時間の歩行、長時間の車の運転などを挙げる。

これらが臀部に筋肉の硬結を生じ、股関節前面に関連疼痛としてあらわれることになるのだ。

「股関節が変形しているからとすぐ手術することはなく、まずは中臀筋、小臀筋にプラセ

ンタのトリガーポイント注射をし、それでも痛みが改善しなければ手術という選択も考えたほうが良いと思われます」

変形性膝関節症も、事情は変わらない。

「変形性膝関節症は加齢によって膝軟骨が磨り減り、関節裂隙が狭くなる病気です。ただし、1週間以内、あるいは1〜3ヵ月以内に膝を過度に使ったことによる内側広筋の硬結が原因になることもあります。内側広筋へのプラセンタのトリガーポイント注射で膝関節痛が短期間で軽くなることもよくあります」

手術が必要といわれた方、手術しても痛みが消えない方、長年の治療でも効果が出ない方は少なくないだろう。

こうした方はまず、〝病気の入り口〟を再検討してみてはどうだろうか。

その再検討は同時に、あなたの〝痛みを解消する入り口〟でもある。そして、プラセンタのトリガーポイント注射は、その痛み解消の有力な手段になってくれる。

◎組織療法

自家製剤によるプラセンタ組織療法を、延べ約15万人に提供する

原　靖先生（日本胎盤臨床医学会認定医）
原クリニック院長／福岡県田川市

プラセンタ組織療法を後世に残し、安全に提供するために開院する

「原クリニック」は、福岡県田川市にある。診療科目は外科だ。

原先生は１９９４年に久留米大学医学部を卒業、同大学外科学教室に入局。１９９９年社会保険田川病院外科、２００１年国立療養所大牟田病院外科に勤務。２００２年甘木朝倉医師会立朝倉病院外科医長、２００７年原外科医院副院長を経て、２０１３年に原クリニックを開院している。

プラセンタ療法と聞くと、プラセンタ注射が頭に浮かぶ。先生がおこなっているプラセンタ療法は、「プラセンタ組織療法」だ（昔は「胎盤埋没療法」といっていた）。

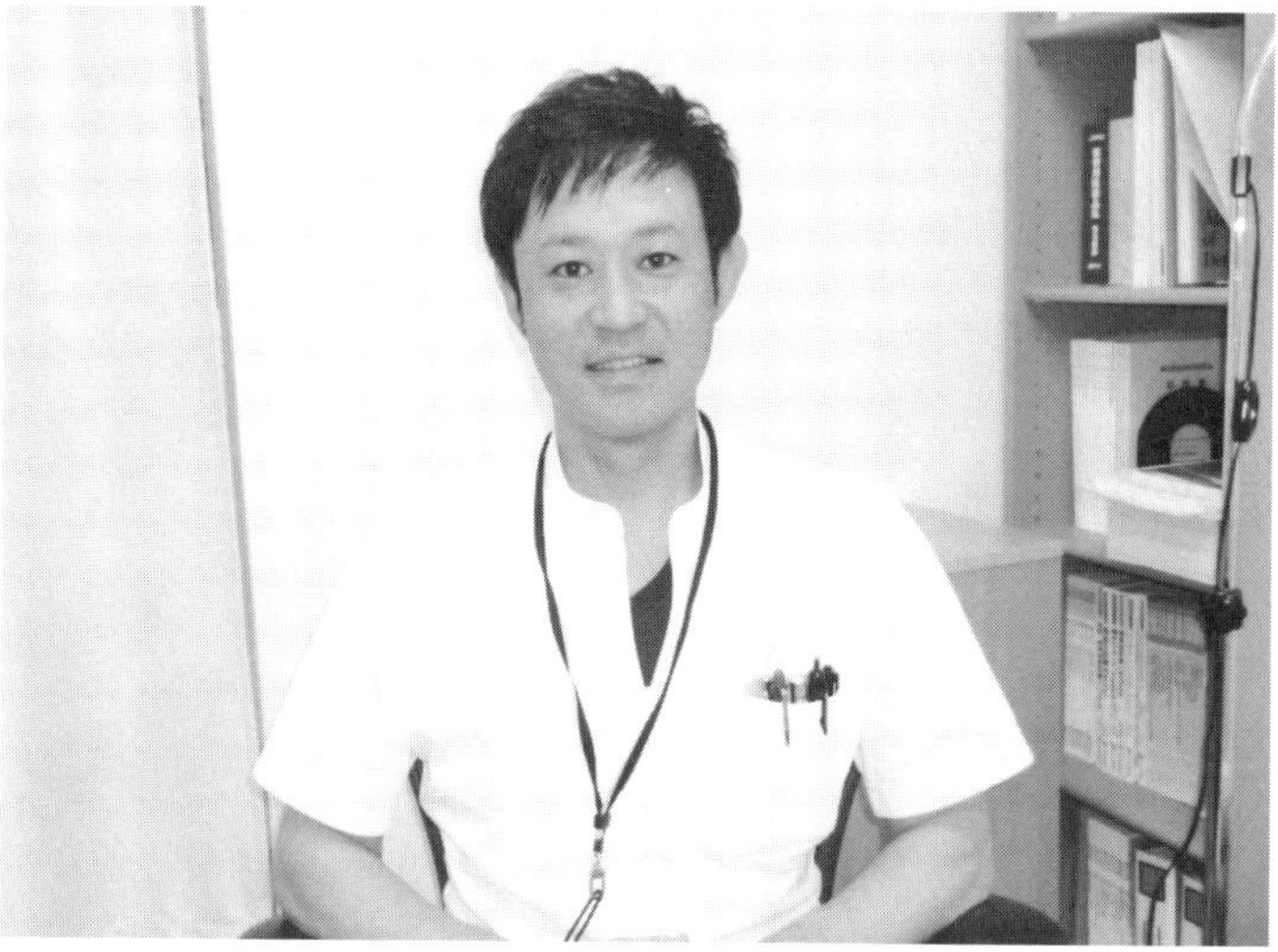

プラセンタ組織療法については徐々に説明したいが、父親の原寛先生も、組織療法をおこなう医師としてよく知られた存在だった。

1969年に原外科医院を開設した寛先生は、とあることからプラセンタ療法の素晴らしさを知り、当時存在していた「組織療法研究会」から組織製剤の供給を受け、1989年に同医院で組織療法を開始する。そして1992年に、その供給がストップするという事態が生じたことで、自家製剤でこの療法を続けたのである。

「父親がプラセンタ組織療法をおこなっていた関係から、以前よりこの治療法の名前を耳にしていました。学生時代には、実験台になったりもしました」

その先生がプラセンタ組織療法を手伝うのは副院長になる少し前、勤務医の時代だ。

「当時の私は、自分が学んできた西洋医学がすべてと考えていたので、父のおこなっていた組織療法は胡散臭く、怪しい民間療法と思っていたのが正直なところでした。しかし、数ヵ月続けるうち、実際に効果が上がるのを見て驚きました」

プラセンタ組織療法は基本は自家製剤であり、胎盤を入手しないとおこなえないが、胎盤製剤は特定生物製剤の扱いとなっているため入手が困難となり、同医院でも継続が危惧されるようになる。

先生は、「このプラセンタ組織療法を後世まで残したい」と考えるようになる。そして、この療法を安全に提供できる場として、現在のクリニックを開設している。

■プラセンタ組織療法はこうおこなわれる

プラセンタ療法での注射薬は、イメージしやすい。

原先生のプラセンタ組織療法とはどんな治療法なのか。

ここが大きな関心事になる。

「組織療法とは動物や植物の組織を滅菌加工し、特殊な器具を用いて人体に埋め込む治療法のことで、さまざまな疾病に効果が見られました。私のおこなっているプラセンタ組織療法は、ヒト胎盤（臍帯を含む）の組織を滅菌加工の過程において半固形化しています。そうすることで通常の医療器具が使用できるようになり、より簡便に安全におこなえるようになりました。痛みも少なく傷跡も残りません。プラセンタ組織療法製剤は胎盤一つから30個ほどしかできない貴重な製剤です」

同クリニックには、プラセンタ組織療法を希望して九州一円はもとより、岡山県、広島県などからも患者さんが来院する。腰痛、膝痛などの整形外科系、悪性疾患、肝機能障害、生活習慣病、アレルギーなどの患者さんが多いが、健康維持を目的とする患者さんも少なくない。

「ほとんどの患者さんは、すでにプラセンタ組織療法を経験して体調が良くなった方からの紹介です。ただし、幼少児と妊娠中の女性にはおこなっていません。1ヵ月に1回、私も自分に組織療法をおこなっています。父親にも、組織療法をおこなっています。自分でいうのもなんですが、やはり疲れたときには、実感があります。患者さんにも、『私もやっています』といいます。すると、患者さんは安心されるようです」

標準的な施術スタイルは、2回目のみ1〜2週間後におこない、その後は3〜4週間間

- ・整形疾患　101人（*16.9%*）
- ・悪性疾患　80人（*13.4%*）
- ・健康維持　75人（*12.5%*）
- ・アレルギー疾患　41人（*6.9%*）
- ・生活習慣病　39人（*6.5%*）
- ・肝機能障害　38人（*6.4%*）
- ・膠原病　32人（*5.4%*）
- ・疲労、倦怠　29人（*4.8%*）
- ・血の道症　25人（*4.2%*）
- ・精神疾患　24人（*4.0%*）
- ・耳鳴り、眩暈　17人（*2.8%*）
- ・指定難病　14人（*2.3%*）
- ・心疾患　13人（*2.2%*）
- ・自律神経失調症　8人（*1.3%*）

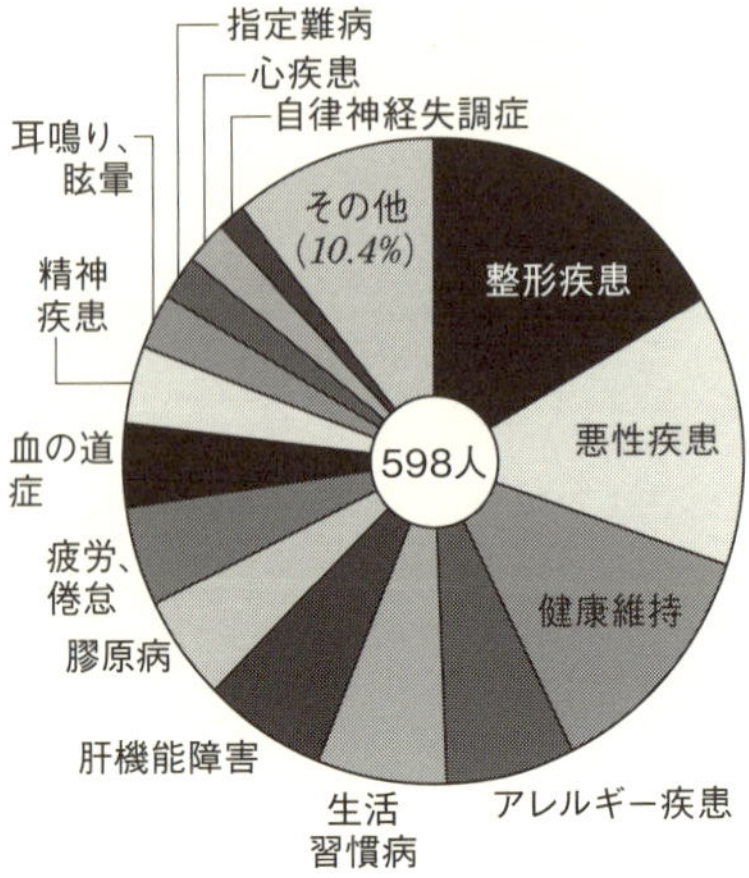

患者さんの通院目的（2016. 8）

隔となっている。基本的に、5回はおこなってもらうようにしているという。効果や改善の程度により、施術間隔を短くしたり、ツボ注射を加えたりしている。

同クリニックでは、２０１６年8月の1ヵ月の実績をまとめている。

それによると、組織療法をおこなった患者さんは延べ９５５人（月に2回来院する患者さんがあるため、実人数は８６０人）。女性が約6割を占め、男女ともに60代が一番多く、以下70代、50代となっている。

そうした患者さんのうち、施術回数20回以上の患者さん５９８人について、通院目的も調査している。結果は、図のようになっている。

「施術回数20回以上ということは、1年半以上継続していることになります。当然ですが、通院を強制しているわけではありませんから、何らかの効果を実感して通院を続けていることになります」

同クリニックで、プラセンタ組織療法はどうおこなわれるのか……。

ここが次に知りたいところだが、次のような手順でおこなわれる。

製剤は半固形剤で、5ccの注射器と留置針が使用される。同クリニックには組織療法をおこなうベッドが4台あり、それぞれのベッドに使用する注射器などが準備される。実際の施術は、次のようになる。

①うつ伏せに寝て、お尻の外側を出す（お腹の場合もある）
②消毒後、麻酔をして数分時間をおく
③留置針を挿入する
④製剤の入った注射器を装着し、注入する
⑤ガーゼで圧迫し、その後、防水テープを貼る

これが同クリニックでの組織療法である。

また、同クリニックではオリジナルのサプリメントもつくっている。サプリメントは粉薬で、それをカプセル化している。なかなか来院できない方や、希望者にはサプリメントを提供している。

次に、組織療法の症例を紹介する。

症例1　胃と脾臓摘出後に腫瘍マーカーが上昇（女性、68歳）

10年ほど前の10月、この方は、胃がんで胃の全摘と脾臓の摘出手術を受けている。

その半年後の翌年4月頃から徐々に腫瘍マーカー（CEA）の上昇が認められたが、画像診断上の再発はハッキリしなかった。

同年5月には腫瘍マーカーがさらに上昇し（CEAが7・1、正常値は3・4以下）、画像診断上の標的病変を認められないまま、経口抗がん剤（TS-1）の治療が開始される。

しかし、抗がん剤の副作用で倦怠感が強くなり、食欲も気力も低下する。家事もまったくできなくなったため、同年7月に抗がん剤治療は中止となる。

同月、知人に勧められて同医院を受診し、プラセンタ組織療法を開始する。2回目の治療は1週間後、3回目からは約3週間間隔で治療がおこなわれた。

「抗がん剤を止めたこともあるでしょうが、4～5回目頃には倦怠感も改善し、『身体が軽くなった』と本人は喜んでいたことを覚えています。抗がん剤を中止して以後、この患者さんは西洋医学的ながん治療はいっさい受けていません。それでも上昇する一方だった腫瘍マーカー（CEAが12・7まで上昇）が、組織療法を開始して3ヵ月後の10月には初めて低下し、その翌年8月には正常値に落ち着きました」

その後、腫瘍マーカーの上昇も見られず、画像診断上も再発は見られていない。

5年が経過して治癒と診断されてからも、2～3ヵ月に1回のペースで組織療法を受けている。

症例2　潰瘍性大腸炎（女性、45歳）

この患者さんは、20歳のときに潰瘍性大腸炎と診断され、以後は薬物療法を受けていた。気持ちが落ち込んだり、仕事が忙しかったりすると症状が悪化、入退院を繰り返していた。

プラセンタ組織療法を知り、2年ほど前に同クリニックを受診している。

「2回目の治療を1週間後、3回目からは3～4週間に1回の間隔で治療しました。『気力が出て、疲れにくくなった』と喜んでいました」

組織療法を開始後、潰瘍性大腸炎の病状も落ち着く。また、それまでは血液検査でAST、ALTが50を切ったことはなかったが、それも正常値に落ち着いている。現在も月1回、この方が勧めた母親と一緒に来院している。

症例3　リウマチ（女性、55歳）

この方は、9年ほど前にリウマチと診断されている。

「薬物療法が開始されましたが、どの薬もアレルギーが出て身体に合いませんでした。身体の痛みはあるが、薬は使えない状態だったわけです。途方に暮れていたところ、プラセンタ組織療法を知人から聞き、7年ほど前に当医院を受診しています」

2回目の治療は1週間後、3回目からは約3週間間隔でおこなわれた。5回を終えた頃から身体の痛みがかなりなくなり、「どの薬も合わなかったが、この療法は続けていける」と喜んだという。

「1年を経過した頃から、リウマチの症状もすっかりなくなりました。患者さんは、『主治医の先生も驚かれた』といっていました」

この療法をやっていると元気が出るし、疲れにくくなるということで、現在も月に1回は欠かさず来院している。

◘同クリニックでの組織製剤は、このプロセスで製造される

現在のところ、先生の知る限り、プラセンタ組織療法を手がける医師は全国で30人弱だという。先生と他の医師のプラセンタ療法は同じなのだろうか。

「プラセンタ組織療法は、自家製剤が基本です。そのため、製造法とか調整の仕方はそれぞれの医師で異なります」

ここで、原先生から聞いた自家製剤化の方法を紹介したい。すべて写真で紹介したいが、紙幅の関係から「高圧蒸気滅菌」と「固形成分と液体成分の混ぜ合わせ」だけにとどめる。

「製剤化はまず、胎盤の処理から始まります。絨毛と臍帯・羊膜に分け、流水で洗いながら脱血（血液を抜く）をおこないます」

脱血を終えたそれぞれをカストに入れ、最初の高圧蒸気滅菌をおこなう。

こうすると固形成分と液体成分に分かれ、固形成分は量を測ってフードプロセッサーにかける。液体成分はさらに煮沸する。

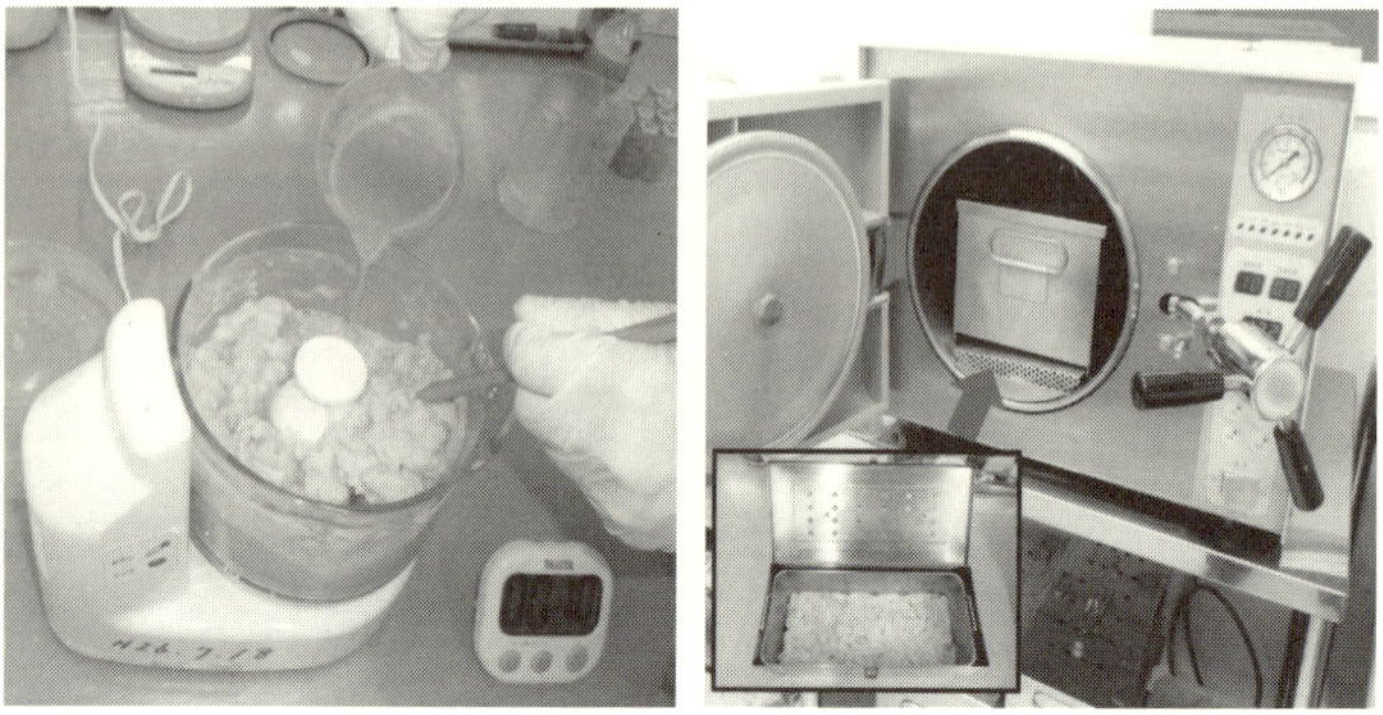

固形成分と液体成分の混合（左）と高圧蒸気滅菌（右）

「次に、固形成分を一定の割合で混ぜ合わせます。これで半固形剤になりますが、ここでの液体成分は『プラセンタ懸濁液』としてツボ注射に使用したり、親水ワセリンと混ぜて軟膏にして希望者に渡しています」

次に、混ぜ合わせた半固形剤を、5gずつ分注してフタをする。

さらに再度、高圧蒸気滅菌にかけて最終滅菌。滅菌ができていることを確認後、使用するときまで冷凍保存する。

「胎盤製剤は特定生物製剤ですから、自家製剤でも、自己責任で安全性が確保できるものでなければなりません。そこで、胎盤を提供してくれる産科医療機関との協力体制の確保が必須になります。当クリニックに送られてくる胎盤は妊婦さんの健康状態や同意書、感染症の有無などさまざまなチェック項目を経ています」

先生の場合、胎盤は、産科医院を開業している大学時代の友人や先輩を頼って入手している。情報管理に関しては産科医療機関と同クリニックとの間で、カルテ番号と製剤番号によって厳密な管理をおこなっている。

「当クリニックでは、送られてきた胎盤に関して『胎盤・組織療法管理簿』に必要事項を記入します。そのうえで、製剤番号とカルテ番号を記入します。仮に3個の胎盤を用いて組織製剤をつくると、一つの製剤番号をつけた製剤が90個ほどできることになります」

先生は、この製剤番号を予約表やカルテに記載する。

仮に将来必要が生じた場合には、製剤を使用した患者さんの製剤番号とカルテ番号により、胎盤を提供した妊婦さんまでトレースすることができる。そして、こうした書類一式は20年間保存される。

先生自身はすでに延べ15万人にも及ぶ患者さんを治療しているが、これまで特別な副反応や併発症が生じたケースはない。そこまで安全性が確保されている理由は、いま紹介したように製剤化と施術で細心の注意が払われていることによる。

《参考文献》

『日本胎盤臨床医学会研究要覧　第1号～第17号』（日本胎盤臨床医学会　監修）
『日本胎盤臨床医学会会報　2014年8月号』（日本胎盤臨床医学会　監修）
『プラセンタによるツボ注射（改訂増補版）』（長瀬眞彦　著／日本胎盤臨床医学会　監修）
『プラセンタ医療の現場から～実践医14人の証言～』（景山司　著／現代書林）

プラセンタのよく効く病気一覧

内　科	慢性疲労症候群　胃弱　胃炎　胃潰瘍　食欲不振　片頭痛　高血圧症　C型慢性肝炎　アルコール性肝炎　肝硬変　気管支喘息　食道静脈瘤　心室性期外収縮　発作性心房細動　ブルガダ症候群
整形外科	肩こり　五十肩　肩関節周囲炎　腰痛症　腰椎椎間板ヘルニア　腰椎すべり症　脊柱管狭窄症　座骨神経痛　変形性膝関節症　変形性股関節症　線維筋痛症　帯状疱疹後神経痛　関節リウマチ　骨粗鬆症　脊椎圧迫骨折
婦人科	更年期障害　生理痛　月経前症候群（PMS）　生理不順　無月経　冷え性　子宮筋腫　乳汁分泌不全
皮膚科	アトピー性皮膚炎　じん麻疹　日光過敏症　湿疹　肌荒れ　にきび痕　そばかす　シミ　乾燥肌　薄毛　褥瘡　肝斑　白斑
心療内科	自律神経失調症　うつ病（うつ症状）　不眠症　気分変調症　自閉症　引きこもり　不安障害　統合失調感情障害　アルツハイマー型認知症
耳鼻咽喉科	花粉症　アレルギー性鼻炎　耳鳴り　めまい　難聴　嗅覚障害　メニエール症候群
歯科口腔科	歯周病　歯肉炎　歯槽膿漏　顎関節症　金属アレルギー　口腔乾燥症　歯科心身症　抜歯　インプラント手術後の治癒促進
その他	前立腺肥大　三叉神経痛　パーキンソン症候群　肥満　眼精疲労　視力低下（軽度遠視・近視）　緑内障　角膜炎

（日本胎盤臨床医学会大会における「臨床発表」による）

一般財団法人 日本胎盤臨床医学会について

プラセンタ療法は、胎盤の素晴らしい機能に気づいた先人の研究を引き継ぐ形で、50年以上にわたりわが国で飛躍的に発展を遂げてきました。使われる注射薬が日本人によって創出されたこと、その比類なき効果と利便性のいずれにおいても、我々の誇りとするところです。それだけにこれを医療に導入するに当たっては、投与法にも十分留意し、安全性と有効性をしっかり確保すべきであることは言うまでもありません。

その上で当医学会は、プラセンタ療法の普及と深化を目指して次のような活動を行っていきます。

第1に、プラセンタ療法の有効性を示す臨床データの蓄積を行う。さらに個別の疾患に対する専門医による治療効果の判定を蓄積する。

第2に、得られたデータを各種学会で発表するとともに、論文化して公表する。

第3に、アカデミックなレベルでの基礎研究を積み重ねて、プラセンタへの評価を確かなものにする。

第4に、国際交流に努めていく。

第5に、副作用やvCJD問題に対する科学的なリスク評価、および実態の解明を客観的且つ冷静に行う。

プラセンタ療法が更に発展していくためには、この療法に正しい理解を持つ医療者が尽力し協力し合って、正確なデータを蓄積していかなければなりません。そのことを通じて、プラセンタ療法の有効性をより明確にすることが当医学会の役割であると考えます。それにより多くの病に苦しむ人々の症状改善に寄与することを目指してまいります。

JSCPM（Japan Society of Clinical Placenta Medicine）
一般財団法人 日本胎盤臨床医学会

事務局　〒104-0045 東京都中央区築地6-4-5-404
TEL：03-6264-2991　FAX：03-6264-3016
問い合わせ先：e-mail: placenta@jplaa.jp
ホームページ：http://jplaa.jp/
プラセンタ療法を行う医療機関のご紹介
　TEL：03-6264-2992
　医療機関はホームページからも検索できます

本会へ入会されるには

ご入会を希望される場合は、ホームページに詳しい入会案内・申込書などが掲載されていますのでご利用ください。

賛助企業

本会は、医薬品・化粧品・健康食品の開発・製造・販売にかかわる企業に賛同と援助を頂戴しております。主な賛助企業を紹介いたします。

メルスモン製薬株式会社
株式会社日本生物製剤
スノーデン株式会社
クラシエ薬品株式会社
株式会社ユニバーサル トランセンド プランニング
株式会社協和

医師《いし》たちが選《えら》んだプラセンタ療法《りょうほう》

2017年5月29日　初版第1刷

著　者 ―――――― 景山司《かげやまつかさ》
監修者 ―――――― 長瀬眞彦《ながせまひこ》
発行者 ―――――― 坂本桂一
発行所 ―――――― 現代書林
〒162-0053　東京都新宿区原町3-61　桂ビル
TEL／代表　03(3205)8384
振替00140-7-42905
http://www.gendaishorin.co.jp/
カバー・本文デザイン ―― 吉崎広明(ベルソグラフィック)
本文イラスト ―――― 横ヨウコ

印刷・製本：広研印刷(株)
乱丁・落丁本はお取り替えいたします。

定価はカバーに
表示してあります。

ISBN978-4-7745-1630-1 C0047